DE

L'OSTÉITE EPIPHYSAIRE

DES OS LONGS DE LA MAIN ET DU PIED

PAR

Emile COTTIN

Docteur en médecine de la Faculté de Paris,
Interne en médecine et en chirurgie des hôpitaux de Paris,
Membre de la Société anatomique,
Médaille de bronze de l'Assistance publique.

PARIS

A. PARENT, IMPRIMEUR DE LA FACULTÉ DE MEDECINE

29-31, RUE MONSIEUR-LE-PRINCE, 29-31

1880

DE

L'OSTÉITE EPIPHYSAIRE

DES OS LONGS DE LA MAIN ET DU PIED

PAR

Emile COTTIN

Docteur en médecine de la Faculté de Paris,
Interne en médecine et en chirurgie des hôpitaux de Paris,
Membre de la Société anatomique,
Médaille de bronze de l'Assistance publique.

PARIS

A. PARENT, IMPRIMEUR DE LA FACULTE DE MEDECINE

29-31, RUE MONSIEUR-LE-PRINCE, 29-31

1880

DE

L'OSTÉITE ÉPIPHYSAIRE

DES

OS LONGS DE LA MAIN ET DU PIED

INTRODUCTION.

L'affection désignée sous les noms divers de *périostite phlegmoneuse diffuse*, *d'ostéomyélite aiguë*, *d'ostéite épiphysaire*, etc., est actuellement bien connue de tous les chirurgiens, quoique son histoire ne remonte guère qu'au début de la seconde moitié de ce siècle.

Cette maladie est l'apanage exclusif des jeunes sujets et des adolescents.

Elle se développe principalement sur les grands os des membres, suit en général une marche aiguë, revêt souvent une forme des plus graves, et aboutit quelquefois, sinon à la mort, du moins à la perte du membre affecté.

C'est cette forme très grave d'ostéite que la plupart des auteurs ont eu en vue dans leurs descriptions.

Mais elle n'atteint pas seulement les grands os du squelette. Sa forme n'est pas constamment aussi grave. Sa marche n'est pas toujours aussi aiguë. De plus, elle se développe sur des os de moindre importance ou d'un autre ordre que les os longs. Ainsi, on l'a signalée sur certains os plats, tels que ceux du crâne et du bassin. On l'a étudiée aussi sur certains os courts, sur le calcanéum en particulier.

Enfin, M. Lannelongue a observé et décrit la périostite diffuse des os de la colonne vertébrale.

Du reste, cet observateur éminent, se plaçant à un point de vue plus général qu'on ne l'avait fait jusqu'alors, considère la périostite phlegmoneuse diffuse comme une des modalités variables d'une affection primordiale, essentielle pour ainsi dire, l'*ostéo-myélite*.

Cette ostéo-myélite se manifeste sous des aspects multiples. Ses formes varient suivant les circonstances et suivant aussi le siège qu'elle occupe sur telle ou telle partie du squelette.

Tantôt elle se développe sur un des grands os de l'économie ; elle prend souvent alors les allures d'une affection suraiguë, s'accompagne de symptômes généraux les plus alarmants, d'altérations locales les plus graves, telles que : decollement général du périoste, nécrose totale de la diaphyse, séparation complète de l'épiphyse, arthrite purulente, etc.

Tantôt les manifestations de cette ostéo-myélite sont moins générales et moins graves, quelques-unes des lésions précédentes font défaut ; la maladie se cantonne de préférence dans une des parties constituantes de l'os, aboutissant dans tel cas à un décollement épiphysaire, dans tel autre à un abcès intra-osseux, etc.

Ou bien la marche est encore moins aiguë, l'inflammation progresse lentement, quelquefois par étapes, et se termine au bout d'un temps variable par l'élimination de un ou plusieurs séquestres.

Du reste, si l'on tient compte de la texture et de la constitution des différents os, on conçoit facilement que cette ostéo-myélite revête des formes variées, présente des caractères spéciaux pour telle ou telle catégorie des divers segments osseux.

Ainsi, pour prendre un exemple, la présence dans les os longs d'un cartilage spécial, désigné sous le nom de *cartilage de conjugaison*, imprime à l'affection un cachet particulier et des allures fort différentes de celles que l'on remarque sur les os plats et les os courts.

Ce n'est pas tout : pour M. Lannelongue, l'ostéo-myélite ne joue pas seulement un rôle prépondérant dans la pathologie osseuse de l'enfance et de l'adolescence, elle se révèle encore comme cause productrice de plusieurs sortes d'altérations osseuses, chez l'adulte et même chez le vieillard.

Aussi certaines formes d'ostéite observées à un âge avancé, et paraissant s'être développées sans causes apparentes bien manifestes, n'ont pas d'autre origine qu'une *ostéo-myélite* de l'adolescence.

Celle-ci avait paru guérie, mais elle subsistait encore à l'état latent, et il a suffi d'une cause occasionnelle souvent insignifiante pour la susciter plus tard sous une forme nouvelle et avec des caractères plus ou moins graves.

En résumé, pour cet auteur, l'ostéo-myélite se développe dans tous les os, se manifeste à tous les âges, mais revêt des formes multiples et variées suivant certaines conditions, et suivant les différents sièges qu'elle peut occuper.

La plupart de ces formes ont déjà été décrites et de main de maître par des hommes tels que : Schutzemberger (1), Chassaignac (2), Giraldès (3) et Gosselin (4).

D'excellentes thèses inaugurales y ont été consacrées : nous citerons parmi les principales celles de Louvet (5), Culot (6), Salès (7), etc.

Des communications concernant soit leur pathogénie, soit leur traitement, ont été faites aux principales sociétés savantes.

Mais dans un domaine aussi vaste il reste toujours quelques points à explorer. Certaines manifestations ou plutôt quelques localisations de cette ostéo-myélite n'ont pas été spécialement décrites. Nous citerons en particulier la *périostite phlegmoneuse diffuse* ou *ostéite épiphysaire* des os longs de la main et du pied.

Si l'importance de cette variété d'ostéite est moins grande que celle des grands os des membres, elle mérite cependant d'attirer l'attention des chirurgiens. Elle est toutefois encore bien peu connue, et son diagnostic rarement établi, quoique M. Duplay ait depuis quelques années déjà démontré clairement, et d'une manière absolue, son existence indéniable.

En janvier 1875, alors qu'il était chirurgien de l'hôpital

---

(1) Schutzemberger. Gazette médicale de Strasbourg, 1853.

(2) Chassaignac. Abcès sous-périostiques aigus (Mémoires de la Société de chirurgie, t. IV, p. 281). — Mémoires sur l'ostéo-myélite (Gazette médicale, 1854, nᵒˢ des 19 août, 9 et 16 septembre).

(3) Giraldès. Leçons cliniques sur les maladies chirurgicales des enfants, p. 588.

(4) Gosselin. Archives générales de médecine, t. II, p. 513.

(5) Louvet. De la périostite phlegmoneuse diffuse. Paris, 1867.

(6) Culot. Des médullites. Thèse de Paris, 1871.

(7) Salès. De la marche et du traitement de l'ostéo-périostite dia-épiphysaire. Thèse de Paris, 1871.

Saint-Antoine, cet habile observateur eut l'occasion de constater sur le même malade un remarquable exemple d'une double *ostéite épiphysaire*, siègeant, l'une sur le tibia gauche, l'autre sur la *phalangine* du médius droit.

Depuis la publication de ce premier exemple dans le Journal de thérapeutique de Gubler (1), M. Duplay a eu un certain nombre de fois l'occasion d'en observer d'autres, soit sur les phalanges, soit sur les métacarpiens et le métatarsiens.

Pendant l'année 1878 que nous avons eu l'honneur de passer comme interne, dans son service de l'hôpital Saint-Louis, plusieurs cas de même genre se sont offerts à notre observation.

Depuis cette époque, nous avons eu encore quelques occasions d'en remarquer.

Aussi, guidé par un maître aussi éminent, nous y avons apporté une attention toute spéciale. Nous avons étudié leurs caractères anatomiques avec le plus grand soin. Nous avons examiné scrupuleusement les diverses manifestations cliniques auxquelles ils pouvaient donner lieu.

Enfin, autant que cela nous a été possible, nous nous sommes efforcé de les différencier d'un certain nombre d'affections qui ont également pour siège la main et le pied.

Que d'autres observateurs aient rencontré des faits analogues, nous n'avons pas la prétention de le nier ! Et sans remonter bien loin, on peut trouver, relaté dans l'excellente étude de Gœtz (2), consacrée au *spina-ventosa*, un remarquable exemple d'ostéo-périostite, que nous n'hésitons pas

---

(1) Duplay. De la résection précoce dans le traitement de la périostite phlegmoneuse diffuse, etc. (Journal de thérapeutique de A. Gubler, 1876).

(2) Gœtz. Etude sur le spina-ventosa. Paris, 1877.

à qualifier d'ostéite épiphysaire, pour des motifs que nous énoncerons plus loin (1). Cependant Gœtz, occupé qu'il était d'établir le diagnostic différentiel du spina-ventosa, n'a pas assez insisté sur les caractères particuliers de cette ostéo-périostite, ou du moins sur les caractères qui la rapprochent de la périostite diffuse des grands os des membres.

Peut-être trouverait-on encore d'autres exemples analogues (2).

Mais jusqu'à présent, on n'a pas, que nous sachions du moins, décrit d'une manière générale la *périostite phlegmoneuse diffuse* des os de la main et du pied.

C'est cette description que nous allons tenter dans la mesure de nos forces.

Prouver d'abord par des observations rigoureuses et contrôlées par l'examen anatomique, qu'il existe pour les os longs du pied et de la main une affection analogue à celle que l'on a désignée dans d'autres régions, sous les noms divers de *périostite phlegmoneuse diffuse*, de *médullite aiguë*, d'*ostéo-myélite*, d'*ostéite épiphysaire*, etc.

Séparer d'une manière aussi précise que cela nous sera possible cette ostéite du groupe déjà si complexe des affections inflammatoires du pied et de la main ; tel sera le but et l'objet de ce modeste travail.

Mais avant de le commencer, qu'il nous soit permis d'adresser publiquement à nos chers maîtres, MM. Duplay et Le Dentu, l'expression de notre vive reconnaissance ; au premier pour la généreuse bienveillance avec laquelle il nous a abandonné toutes les observations dont nous avons eu besoin ; au second pour la grande libéralité avec laquelle

(1) Voir aux observations.
(2) Voir p. 63. Communication de M. Trélat.

il nous a laissé puiser, dans son service, matériaux et renseignements qui nous ont été utiles pour terminer notre travail.

Nous tenons aussi à remercier d'une manière toute spéciale M. Lannelongue, qui a été assez aimable pour nous faire part directement de toutes ses idées sur l'*ostéo-myélite*, et nous a très gracieusement encouragé à poursuivre notre modeste étude sur l'une des formes de cette ostéo-myélite.

Enfin, que notre excellent ami M. Paupion, l'auteur des deux dessins que l'on pourra voir à la fin de cette thèse, veuille bien recevoir aussi tous nos remerciements.

DÉFINITION ET DIVISION.

L'affection que nous voulons étudier pour les petits os longs porte sur les grands os des membres des noms multiples. Ces noms varient suivant l'idée que les auteurs ont conçue de sa nature et de son développement. Successivement désignée sous les appellations diverses de *périostite phlegmoneuse diffuse* (Schutzemberger, Giraldes) ; *ostéo-myélite aiguë* (Chassaignac) ; *médullite aiguë* (Culot) ; *ostéite épiphysaire* (Gosselin), etc. ; elle a enfin reçu, en dernier lieu, le nom d'*ostéo-myélite* (Lannelongue). Si l'on admet les opinions très judicieuses, et très habilement défendues, de ce dernier auteur, il est évident que la dénomination d'*ostéo-myélite* est la meilleure, parce qu'elle est la plus large. Toutefois dans le cours de ce travail nous nous servirons le plus souvent du terme d'*ostéite épiphysaire*, non pas que nous rejetions le moins du monde les idées de M. Lannelongue, mais parce que cette expression nous paraît être la plus convenable pour indiquer clairement la portée du sujet que nous voulons traiter. Nous n'entendons pas, en effet, décrire toutes les variétés de l'*ostéo-myélite* admises par M. Lannelongue, mais seulement cette forme spéciale aux jeunes sujets, et qui sur d'autres os porte le nom de *périostite phlegmoneuse diffuse ;* d'*ostéite épiphysaire*, suivant l'expression de M. le professeur Gosselin.

Ceci étant admis, le plan général de notre sujet sera le suivant :

1° Aperçu sommaire de la structure et du développement des phalanges, des métacarpiens et des métatarsiens.

2° Description des lésions anatomiques et pathogénie.

3° Etiologie ; symptômes, marche et diagnostic différentiel.

4° Pronostic et traitement.

5° Observations.

6° Conclusions.

I.

STRUCTURE ET DÉVELOPPEMENT DES OS LONGS DE LA MAIN ET DU PIED.

Avant d'entrer dans la description même de l'affection qui va nous occuper, nous avons cru utile de rappeler brièvement quelques détails de la structure et du développement des os longs de la main et du pied.

Les os du métacarpe et du métatarse, les phalanges des doigts et des orteils rentrent dans la catégorie des os longs.

Leur configuration générale, leur structure et leur développement ont une grande analogie avec la configuration, la structure et le développement des autres os longs, tels que ceux des membres supérieurs et inférieurs.

Les métacarpiens et les métatarsiens sont constitués de la manière suivante :

Ces os sont creusés d'un canal médullaire dont le calibre et la longueur varient pour chacun d'eux. Les parois de ce canal sont formées par du tissu compacte doublé d'une couche de trabécules osseuses. Leurs extrémités sont exclusivement composées de tissu spongieux, plus dense et plus résistant à l'extrémité inférieure des métacarpiens, et à l'extrémité antérieure des métatarsiens.

Quant à la structure des phalanges des doitgs et des orteils, elle n'en diffère guère d'une manière générale. Nous retrouvons toujours une texture conformée suivant le même type, mais avec quelques modifications de détail.

Ainsi le canal médullaire n'occupe qu'une très faible partie de la longueur totale de la diaphyse. Les parois de ce canal sont très épaisses et très solides. Les extrémités sont formées d'un tissu spongieux, dense, résistant et qui remplit une bonne partie du corps de l'os.

Le développement des métacarpiens, métatarsiens et phalanges, est soumis à la loi générale qui préside au développement des os longs. Nous n'insisterons ici que sur quelques particularités qui ont directement trait au sujet qui nous occupe.

Tout le monde sait que les os longs subissent un accroissement en longueur et en épaisseur.

L'accroissement en épaisseur s'effectue par la formation et la stratification de nouvelles couches osseuses à l'extérieur de l'os, et cela aux dépens du périoste. Et pendant que la périphérie de l'os augmente ainsi par la formation et l'adjonction de ces nouvelles couches, le canal médullaire s'agrandit en diamètre par la résorption et la disparition des couches les plus internes de ses parois.

L'accroissement en longueur se fait aux extrémités de l'os. Il a lieu au niveau et aux dépens d'un cartilage, appelé *cartilage de conjugaison*, lequel sépare la diaphyse de l'os de ses épyphises. Ce cartilage s'accroît à mesure qu'il est envahi par l'ossification, jusqu'à ce que l'os ait acquis sa longueur normale ; il ne constitue plus alors qu'une cloison qui devient de plus en plus mince et finit par s'ossifier complètement. Cette réunion de la diaphyse à l'épiphyse n'est pas circonscrite dans des limites précises, elle est terminée en général entre 20 et 25 ans, et elle marque le terme de l'accroissement des os en longueur.

Les métacarpiens, les métatarsiens et les phalanges ne présentent qu'une épiphyse. Telle est la règle générale. Nous verrons tout à l'heure qu'il existe certaines exceptions à cette règle.

Cette épiphyse se trouve située à l'extrémité inférieure des métacarpiens et à l'extrémité antérieure des métatarsiens, tandis qu'elle occupe l'extrémité supérieuré des phalanges des doigts, et l'extrémité postérieure des phalanges des orteils.

Toutefois les premiers os du métacarpe et du métatarse font exception à cette règle. Leur épiphyse est située à l'extrémité postérieure pour le premier métatarsien, et à l'extrémité supérieure pour le premier métacarpien. On se rendra facilement compte de cette exception si l'on se rappelle que ces os représentent, l'un, la première phalange du gros orteil, l'autre, la première phalange du pouce.

C'est en général entre 18 et 20 ans que se fait la réunion de ces différentes épiphyses avec la diaphyse correspondante.

Mais il peut arriver que les métacarpiens et métatarsiens se développent par trois points d'ossification, un pour le corps et un pour chaque extrémité. Autrement dit, il existe deux épiphyses, et en général leur réunion à la diaphyse est un peu plus hâtive que lorsqu'il n'en existe qu'une seule. Il est bon d'être prévenu de l'existence d'une telle particularité, pour l'interprétation de certaines ostéites, dont la nature exacte pourrait être méconnue, si l'on n'avait présente à l'esprit la possibilité d'une pareille exception.

Tel est le développement des os longs de la main et du pied. Ce développement est analogue à celui des grands os longs des membres. Pour les premiers comme pour les seconds il existe, à une certaine période de l'existence, un travail physiologique des plus actifs, une suractivité formatrice exagérée, et qui ne finit guère avant l'âge de 20 à 25 ans. Il n'est donc pas étonnant que les uns soient exposés aux mêmes altérations que les autres. Ce sont précisément ces altérations pathologiques que nous allons étudier.

II.

ANATOMIE PATHOLOGIQUE.

Siège. — L'ostéite épiphysaire peut et doit même se développer sur tous les os longs de la main et du pied.

Nous ferons cependant remarquer que presque tous les faits que nous avons pu recueillir concernent les os de la main. Jusqu'à présent nous n'avons encore observé qu'un seul cas bien authentique de cette affection sur un os du pied. Il concerne le premier métatarsien du côté droit. Ce cas a pu être vérifié par un examen direct, après une résection totale du premier os du métatarse. Mais si nous ne tenions compte que des symptômes observés, il nous serait facile d'en citer encore plusieurs exemples.

Nos autres observations contrôlées par l'examen anatomique se rapportent surtout aux métacarpiens.

Quelques-unes concernent les phalanges, la première et la seconde surtout.

Nous n'avons pas encore d'observation bien vérifiée d'ostéite épiphysaire de la phalangette.

Du reste, nous ne voulons pas poser de règle générale concernant le siège plus ou moins fréquent de cette ostéite sur tel ou tel des segments osseux de la main et du pied. Le nombre de nos observations est encore trop restreint, pour nous permettre une telle précision. Nous nous contenterons seulement d'indiquer les faits, tels que nous les avons observés, et sans vouloir en tirer de déduction absolue.

LÉSIONS ANATOMIQUES.

On observe d'abord des lésions banales et de voisinage, ésions que l'on rencontre souvent dans toutes les variétés d'ostéite et d'arthrite de quelque durée, lésions très accessoires pour le sujet qui nous occupe, mais que nous devons cependant mentionner, d'abord parce qu'elles existent fréquemment, et aussi parce qu'elles sont quelquefois la cause de confusions et d'erreurs.

Au niveau de l'os malade, la peau est rouge, violacée, soulevée soit par une petite collection purulente, soit par quelques fongosités. Bientôt une ou plusieurs fistules s'établissent, laissant couler une quantité variable de pus, tantôt épais, bien lié; d'autres fois, séreux et assez analogue à la sérosité louche qui succède aux vieilles inflammations osseuses. Ces fistules répondent en général à la face dorsale de l'os malade, elles siègent beaucoup plus rarement à sa face palmaire ou plantaire. Du reste, le siège de ces fistules

n'est pas indifférent. Le plus ordinairement elles corres
pondent à une des extrémités osseuses, celle qui est la plus
altérée et au niveau de laquelle les altérations semblent
avoir débuté. Ces fistules sont quelquefois bordées de fongosités qui souvent même se prolongent un peu au delà,
soit en suivant le trajet d'une gaîne tendineuse voisine,
soit en envahissant l'articulation la plus proche. En effet,
l'envahissement de la jointure voisine s'observe quelquefois, et, en raison du peu d'épaisseur de l'épiphyse, cet envahissement peut créer certaines difficultés de diagnostic,
difficultés dont on triomphera cependant, en prêtant une
attention scrupuleuse à l'examen de tous les phénomènes.

Mais nous reviendrons sur ce point à propos de la sym-
ptomatologie et du diagnostic différentiel. Contentons-nous
pour l'heure d'avoir indiqué ces quelques détails, et arri-
vons directement à la description des lésions osseuses, qui
caractérisent essentiellement l'ostéite épiphysaire.

Le *périoste* présente des altérations constantes, et qui
ne diffèrent guère de celles que l'on peut rencontrer dans
les affections analogues des grands os des membres.

Il est tantôt plus ou moins épaissi, tantôt au contraire
ulcéré et détruit par places. Il peut même avoir complètement ou presque complètement disparu, ou bien il se laisse
décoller facilement de toute la surface de l'os adjacent. Il
peut aussi être fongueux à sa surface interne, et quelquefois il est séparé de la diaphyse par une infiltration purulente plus ou moins considérable. Ces lésions sont donc
multiples, elles varient du reste suivant la gravité et la
marche tantôt aiguë, tantôt plus lente de l'affection.

Mais de beaucoup sont plus intéressantes les lésions *de
la région dia–épiphysaire.* Ces lésions nous les avons presque constamment rencontrées à des degrés différents, mais
toujours très manifestes et caractéristiques.

Dans plusieurs de nos observations on constatait un *décollement épiphysaire* complet. Il y avait séparation absolue de la diaphyse d'avec l'épiphyse, par suite du ramollissement et de la destruction du cartilage de conjugaison. Ce décollement existe au plus haut degré dans la première observation relatée par M. Duplay.

Pour s'en rendre compte, on n'aura qu'à jeter les yeux sur le premier dessin ajouté à la fin de cette thèse.

Il existait aussi très manifestement dans l'observation d'un jeune garçon du nom de Vandamme, et, fait très intéressant à noter, on a pu profiter de ce décollement parfait, pour enlever une grande partie d'os malade sans intéresser aucunement l'articulation correspondante, car l'épiphyse, reconnue saine, fut laissée en place.

Dans d'autres cas, la séparation n'est que partielle, le cartilage de conjugaison persiste encore, mais très altéré et profondément modifié dans sa constitution. Une partie a disparu, détruite par la suppuration, l'autre subsiste encore sous forme de fongosités rougeâtres, seul lien qui unisse encore la diaphyse à l'épiphyse. Ces altérations étaient très évidentes chez un jeune homme de 16 ans, atteint d'ostéite épiphysaire de la première phalange du pouce ; on constata en effet une séparation à peu près complète entre la diaphyse et l'épiphyse, et à ce niveau des fongosités qui se prolongeaient dans toute l'étendue du corps de la phalange.

Si l'affection est de date récente, les altérations, tout en étant très manifestes, ne sont pas encore très avancées, il n'y a pas de séparation proprement dite. Le cartilage interépiphysaire persiste tout entier, mais avec des modifications très évidentes et très intéressantes.

Dans un fait remarquable il n'existait pas de décollement, mais la ligne épiphysaire (1) était nettement indiquée par une surface d'un rouge vif étendue transversalement de l'une à l'autre face de l'os, entre la diaphyse et l'épiphyse, et tranchant sur la coloration plus terne des parties voisines.

C'était le cas d'un jeune homme de 20 ans, à qui M. Duplay fit une désarticulation du médius gauche dans l'inter ligne phalango-phalanginien. Ce cas est des plus intéressants, en ce qu'il constitue un fait d'ostéite épiphysaire presque à son début, et bien propre à montrer le rôle que joue le cartilage de conjugaison dans l'évolution de cette variété d'ostéite.

Dans ce cas, les principales lésions portaient exclusivement sur l'extrémité supérieure de la phalange.

On observait d'abord une fistule cutanée venant aboutir exactement au niveau de cette ligne si nettement tranchée, séparant la diaphyse de l'épiphyse.

Puis les parties molles ayant été complètement détachées, une section longitudinale de l'os permit de constater les lésions suivantes, que nous croyons devoir rapporter tout au long :

L'extrémité articulaire supérieure de la phalangine est à peu près intacte. La surface cartilagineuse est peut-être un peu amincie, mais non décollée de la surface osseuse correspondante. Enfin le cartilage d'encroûtement ne présente aucune irrégularité, aucune ulcération; il est conservé à peu près intact dans toute son étendue.

Au contraire, l'extrémité articulaire inférieure de cette phalangine présente des altérations manifestes ainsi que toute l'articulation qu'elle contribue à former. Le cartilage de cette extrémité est ramolli en divers points, soulevé en d'autres. Et ces mêmes ulsérations s'observent également sur l'extrémité supérieure de la

(1) Voir le second dessin.

phalangette. En outre, les ligaments sont plus ou moins altérés, et de leur surface interne partent de petites fongosités rougeâtres qui tendent à s'insinuer entre les surfaces articulaires.

Mais ce qui fait surtout l'intérêt de cette observation, ce sont les lésions que l'on observe au niveau de la ligne épiphysaire, et au-dessous de cette ligne sur le corps de la phalange.

En effet, à 5 millimètres environ au-dessous de la surface articulaire supérieure de la phalangine, on observe une sorte d'interstice transversal occupé par des fongosités rougeâtres qui tranchent par leur coloration sur la teinte générale du reste de l'os.

Cet interstice représente, à n'en pas douter, le cartilage de conjugaison détruit en partie, et remplacé par des fongosités.

C'est à ce niveau que les lésions sont le plus évidentes, c'est là qu'elles ont pris naissance pour se continuer ensuite dans la diaphyse osseuse, ainsi que nous allons le voir dans le reste de la description.

Au-dessous de cet interstice, le tissu osseux représentant la diaphyse est aussi profondément altéré. Toute la diaphyse est creusée d'une cavité centrale, sorte de canal médullaire considérablement agrandi, étendu depuis l'extrémité épiphysaire jusqu'à l'extrémité inférieure de la phalangine. Cette extrémité est elle-même excavée et simplement limitée du côté de la jointure par un revêtement cartilagineux altéré, et supporté par une mince lamelle osseuse.

Les parois de cette cavité médullaire agrandie sont partout formées par un tissu osseux compacte, dû à une sorte d'ostéite condensante. Enfin à l'extrémité supérieure de cette cavité centrale se trouvent des fongosités rougeâtres, qui se continuent avec les fongosités de l'interstice dia-épiphysaire.

Si nous avons insisté minutieusement sur tous les détails de ce cas particulier, c'est qu'il nous semble constituer un type parfait et très démonstratif d'une des formes que peut revêtir la variété d'ostéite que nous étudions.

Telles sont les lésions que l'on peut rencontrer au niveau de la région dia-épiphysaire, lésions dont le cartilage de conjugaison fait presque tous les frais. Ces lésions sont presque constantes, et présentent un aspect caractéristique.

Elles peuvent cependant être moins évidentes et le céder en importance à d'autres altérations du côté de la moelle et du périoste. Hâtons-nous toutefois de faire remarquer que les cas de ce genre constituent la très grande exception. Et parmi les lésions anatomiques diverses qui sont le résultat de la périostite phlegmoneuse diffuse, celles du cartilage de conjugaison ou, mieux, de la *zone* dia-épiphysaire sont habituellement les plus constantes et les plus importantes.

Etudions maintenant les altérations des autres parties constituantes de l'os.

Celles de l'*épiphyse* sont assez variables.

Quelquefois cette épiphyse est absolument saine.

Ou bien elle ne présente que des modifications légères et sans importance. Ainsi, dans un fait que nous avons déjà relaté plus haut, le tissu de l'épiphyse est presque normal, présentant seulement quelques traces d'une légère ostéite condensante, immédiatement au-dessus de l'interligne dia-épiphysaire.

Dans certains cas, elle est envahie par des fongosités naissant du cartilage de conjugaison.

Enfin, elle peut être nécrosée dans toute son étendue, séparée d'une part de la diaphyse par un décollement complet, et d'autre part de l'articulation voisine par la destruction des ligaments articulaires.

Mais ce fait est rare et, ainsi que nous l'avons déjà fait remarquer, l'épiphyse, quoique décollée, peut cependant rester saine dans la plus grande partie de son étendue, et continue à faire partie intégrante de l'articulation correspondante, laquelle ne présente elle-même aucune altération.

Si l'épiphyse peut quelquefois rester intacte au milieu des désordres que présentent les parties voisines, il n'en est pas de même de la *diaphyse*, dont les altérations sont constantes ou plus ou moins graves.

Tantôt cette diaphyse est envahie par des fongosités partant de la région épiphysaire et de là se prolongeant dans le corps de l'os, dans une étendue variable.

Quelquefois elle est creusée d'une cavité centrale, elle-même tapissée de fongosités au niveau de sa réunion avec t'épiphyse. Cette particularité existait dans un cas déjà relaté. Et nous avons vu que cette cavité centrale représentait un canal médullaire considérablement agrandi et limité par une paroi osseuse offrant les altérations de l'ostéite condensante.

Il peut se faire aussi que cette diaphyse soit le siège d'un véritable abcès. Et il y a peu de temps nous en avons rencontré un très bel exemple chez un jeune malade du service de M. Duplay, à l'hôpital Lariboisière. Ce jeune homme était porteur d'une affection subaiguë du premier métatarsien droit datant déjà de quelques mois, et pour laquelle on fut obligé de pratiquer une résection presque totale de ce métatarsien.

Indépendamment d'autres lésions que l'on trouve signalées tout au long dans l'observation, ce métatarsien présentait à environ un centimètre et demi de son extrémité articulaire antérieure un petit abcès très manifeste et que l'on ne découvrit qu'après une section verticale de l'os. Ce petit abcès était représenté par une cavité irrégulièrement ovoïde, du volume d'une noisette, à parois anfractueuses et renfermant un pus jaunâtre, assez épais et non grumeleux. Du côté de la face dorsale de l'os, cette cavité était limitée par une paroi extrêmement mince et fragile, formée par un issu osseux présentant les lésions de l'ostéite raréfiante.

Du côté de la face plantaire, cette paroi était au contraire un peu plus épaisse et constituée également par un tissu d'ostéite raréfiante.

Dans d'autres faits, l'ostéite aboutit à la formation de séquestres, dont l'élimination se fait attendre plus ou moins longtemps : si les phénomènes inflammatoires sont extrêment intenses, l'os tout entier peut être dénudé, cet os est frappé d'une nécrose totale, et la diaphyse entière ne constitue plus qu'un séquestre représentant la forme et la configuration de l'os malade.

Ou bien on trouve un séquestre invaginé. Nous pouvons citer plusieurs exemples d'une semblable terminaison. Dans un cas très intéressant, avec un décollement épiphysaire complet, on observait du côté de la diaphyse les particularités suivantes. Cette diaphyse était formée de deux parties bien différentes : l'une périphérique représentant une sorte d'étui rugueux et irrégulier à sa face externe, lisse et régulier au contraire par sa face interne ; l'autre centrale ayant tout à fait la configuration de l'os malade, dure et sonore, d'un blanc mat dans la plus grande partie de son étendue, imprégnée de pus à ses deux extrémités. Cette partie centrale n'était autre chose qu'un séquestre mobile et invaginé dans un os de nouvelle formation, représenté par cet étui à surface extérieure rugueuse et irrégulière.

Dans un autre fait, qui sera également relaté plus loin, on avait cru à une arthrite fongueuse de l'articulation métacarpo-phalangienne de l'index droit. Mais, après un examen attentif, on constata que les lésions portaient principalement sur la tête du deuxième métacarpien droit. Cette extrémité osseuse offrait une excavation profonde, dans laquelle était logé un séquestre mobile, long de trois centimètres et demi. Dans cette observation, il existait aussi un décollement épiphysaire complet; elle est donc tout à fait analogue à la précédente.

Mais il peut arriver aussi que les phénomènes inflammatoires soient moins intenses et se limitent à une partie déterminée de l'os. Au lieu d'une nécrose totale, il n'existe qu'une dénudation partielle, au-dessus ou au-dessous de la ligne juxta-épiphysaire. Cette portion osseuse seulement est privée de vie; d'abord adhérente au reste de l'os, elle finit par devenir mobile, par suite de la suppuration qui se fait à ses extrémités, et qui l'isole des parties saines. Puis au bout d'un temps variable on se trouve en présence d'un petit séquestre complètement mobile, et qu'on retire avec la plus grande facilité. C'est ainsi que les choses se sont passées, chez un jeune garçon âgé de 7 ans, atteint d'une ostéite épiphysaire du quatrième métacarpien gauche et qui guérit assez rapidement après l'extraction d'un assez petit séquestre.

Indépendamment de ces diverses altérations dans le corps même de l'os, on peut également rencontrer des altérations dans les articulations voisines. Ces altérations toutefois ne sont pas constantes, et souvent, malgré des désordres très sérieux au niveau de la région dia-épiphysaire si voisine de l'articulation correspondante, celle-ci reste absolument saine ou ne présente que des altérations insignifiantes. Et, fait assez intéressant, il peut même arriver que ce soit l'articulation la plus éloignée de l'épiphyse qui présente les altérations les plus graves.

Ces altérations ne sont pas toujours les mêmes.

Tantôt on observe les lésions d'une arthrite purulente aiguë, caractérisée par une destruction totale des ligaments, la disparition des cartilages d'encroûtement et la dénudation des surfaces correspondantes. La première observation de M. Duplay, celle de Gœtz, nous fournissent deux exemples de ce genre.

Quelquefois les lésions articulaires sont moins avancées. Les ligaments persistent, mais sont envahis par des fongosités. Les cartilages sont amincis, érodés, ulcérés par places.

Enfin quelques fongosités partant soit des ligaments, soit des surfaces osseuses voisines, s'avancent dans l'intérieur de l'articulation.

Ces lésions articulaires peuvent encore être plus légères, et on n'observe qu'une vascularisation anormale de la synoviale, un peu d'amincissement d'un des cartilages, et son soulèvement par places.

Nous n'insisterons pas davantage sur les altérations articulaires, car elles ne sont pas constantes et, quand elles existent, elles constituent plutôt une complication, un épiphénomène venant se surajouter aux altérations primordiales et constantes que nous avons essayé de décrire avec le plus grand soin, et dans tous les détails qu'elles comportent.

Telles sont les différentes altérations que nous avons rencontrées chez les divers malades qui se sont présentés à notre observation.

Si maintenant nous résumons brièvement la description assez minutieuse que nous venons de faire, nous voyons que les lésions principales sont les suivantes :

Modifications constantes du périoste telles que : *épaississement, disparition partielle ou totale, décollement,* etc ;

Dénudations osseuses consécutives, *séquestres invaginés*, etc. ; altérations variables de la moelle et du canal médullaire avec *fongosités, suppuration diffuse, abcès localisés*;

Altérations du *cartilage épiphysaire* ou des parties qui l'avoisinent immédiatemant, altérations presque constantes et caractéristiques et, comme conséquences, *séparations épiphysaires*, et souvent *décollement total de l'épiphyse.*

Enfin moins constamment *lésions articulaires*, telles que : *arthrites purulente, subaiguë et même chronique.*

Ces lésions anatomiques sont donc tout à fait analogues à celle que l'on rencontre dans cette maladie osseuse des jeunes sujets et qui porte les noms divers de *périostite phlegmoneuse diffuse, d'ostéite épiphysaire, d'ostéo-myélite*, etc. S'il existe quelquefois certaines différences, ces différences sont légères, accessoires même, et dépendent du siège tout spécial de l'affection, sur de petits os, reliés entre eux par un grand nombre d'articulations.

Aussi nous croyons-nous en droit de conclure :

Au point de vue *anatomo-pathologique*, il existe pour les os longs de la main et du pied une variété d'ostéite, tout à fait comparable à celle que l'on a décrite pour d'autres· régions, sous les divers noms de périostite phlegmoneuse diffuse, d'ostéite épiphysaire, etc.

Quelle est la *pathogénie* de cette affection ?

L'identité des altérations, dans les deux cas, implique évidemment l'identité du processus anatomique.

Mais la pathogénie de la périostite diffuse n'est pas envisagée tout à fait de la même façon par tous les chirurgiens, et l'étude de cette question, pour ainsi dire à l'ordre du jour, soulève encore quelques difficultés, malgré les très intéressantes discussions qui ont encore eu lieu récemment à la Société de chirurgie.

L'affection se produit-elle d'abord aux dépens du périoste ? Prend-t-elle naissance au niveau du cartilage épiphysaire ou des tissus très actifs qui l'avoisinent immédiatement ? Enfin la moelle qui, suivant l'expression de Ranvier, baigne l'os tout entier, la moelle joue-t-elle le premier et principal rôle dans son évolution ?

Cette affection est-elle une *ostéo-myélite* suivant l'expression de Chassaignac, et suivant les idées actuelles de M. Lannelongue ?

Il ne nous appartient guère de juger en dernier ressort une question encore discutée et débattue par les chirurgiens les plus éminents. Aussi nous pardonnera-t-on de ne pas être trop affirmatif à ce sujet.

Mais on nous permettra de choisir, parmi les différentes théories, celle qui nous paraît être la plus juste et la plus capable d'expliquer la généralité des faits.

Aussi est-ce à la théorie de l'ostéo-myélite que nous nous rallierons volontiers.

Car la moelle est véritablement l'élément le plus actif des différentes parties constituantes de l'os. Elle se trouve partout, dans la trame osseuse, dans le canal central, dans les aréoles du tissu spongieux, dans les canaux de Havers, sous le périoste. L'os tout entier en est imprégné.

Aussi qu'un élément, dont les fonctions sont si actives, surtout à certaines périodes de l'existence, et dans certaines régions de l'os, comme sous le périoste, et au niveau du cartilage épiphysaire ; que cet élément soit le véritable point de départ de l'affection qui nous occupe, il n'est que très rationnel de l'admettre.

Evidemment dans les os longs, le cartilage épiphysaire joue un rôle important, capital même, dans l'évolution de cette maladie, et les lésions presque constantes et si caractéristiques dont il est le siège sont là pour l'attester. Que l'inflammation débute dans son voisinage, là où réside une activité si grande chez les jeunes sujets, et que la présence de ce cartilage contribue à donner à la maladie un cachet particulier et une évolution toute spéciale, tous les chirurgiens l'admettent, M. Lannelongue le premier.

Mais le rôle de ce cartilage n'est pas exclusif. Du reste, comment expliquerait-on la périostite diffuse des os courts et des os plats, s'il en était ainsi ? De plus, il est certains cas de périostite diffuse des os longs eux-mêmes qui ne peuvent être expliqués par un rôle exclusif du cartilage épiphysaire.

Aussi doit-on chercher une explication plus générale, et qui puisse s'appliquer à la totalité des faits observés. Cette explication, M. Lannelongue croit la trouver dans une *inflammation primitive de la moelle osseuse*, inflammation qui entraine à sa suite les altérations les plus variées, et sur lesquelles tout le monde est d'accord, telles que : *décollement du périoste, dénudations osseuses, suppurations diffuses ou circonscrites du canal central, de la moelle, décollements épiphysaires, arthrites*, etc.

Telle est, en résumé, la théorie de l'ostéo-myélite, théorie sur laquelle nous ne pouvons nous étendre plus longuement, car une étude complète de la pathogénie de l'ostéite épiphysaire ne nous paraît pas absolument indispensable au sujet assez limité que nous traitons. Toutefois cette étude nous paraît avoir assez de rapports avec ce sujet, pour que nous ayons cru utile, indispensable même d'exposer brièvement les principales opinions émises sur une question encore pleine d'actualité.

III.

ÉTIOLOGIE.

On comprendra facilement que nous soyions bref sur cette question de l'étiologie, car le petit nombre de faits que nous possédons ne peut nous permettre une évaluation très rigoureuse des différentes causes qui peuvent produire l'ostéite épiphysaire des os longs de la main et du pied.

Sans doute, les diverses influences qui agissent sur le développement de la périostite diffuse des membres doivent aussi se manifester dans la production de cette maladie sur les os longs de la main et du pied. Mais ce n'est pas ici le lieu de passer en revue toutes ces influences. Nous indiquerons seulement certaines conditions étiologiques, qui nous paraissent évidentes et réelles.

Ces causes sont prédisposantes et déterminantes :

1° Cette affection se développe pendant la jeunesse, et surtout pendant l'adolescence.

Elle se montre de préférence sur les sujets du sexe masculin. Presque toutes nos observations concernent des jeunes garçons.

La scrofule, si puissante pour la production d'un grand nombre de maladies osseuses, ne joue aucun rôle spécial dans le développement de l'ostéite épiphysaire.

Nous ne voulons pas affirmer par là que cette ostéite ne puisse se manifester chez des sujets strumeux ; mais le vice scrofuleux n'est pas nécessaire à sa production, et habituellement elle se montre sur des sujets sains et vigoureux.

2° Les causes occasionnelles bien évidentes que nous avons pu constater relèvent presque toutes du *traumatisme* sous ses diverses formes, et encore sommes-nous loin d'être bien affirmatif à ce sujet.

Dans les antécédents des malades, nous avons constaté tantôt une chute, un coup, etc., tantôt des pressions réitérées, quelquefois des marches prolongées, etc.

Mais, nous le répétons, nous ne pouvons actuellement fournir des notions très précises et très rigoureuses, concernant l'étiologie de l'ostéite épiphysaire de la main et du pied.

SYMPTOMATOLOGIE.

Si les lésions anatomiques que nous venons de passer en revue sont suffisamment claires et caractéristiques, pour qu'on puisse facilement les distinguer d'autres lésions si fréquentes chez les jeunes sujets, il n'en est pas toujours de même des symptômes qui y correspondent.

Ceux-ci, en effet, offrent souvent une certaine analogie apparente avec les symptômes d'autres affections osseuses tels que la carie et le spina-ventosa, par exemple. En outre, une cause d'incertitude et d'erreur est la grande proximité de la région épiphysaire de l'articulation voisine, de telle sorte qu'un décollement épiphysaire pourra, faute d'une attention scrupuleuse, en imposer pour une arthrite avancée, offrant des mouvements de latéralité normaux.

Aussi n'est-il pas étonnant qu'une affection, qui en somme doit être assez fréquente, ait passé et passe encore le plus souvent inaperçue.

Nous devrons donc en exposer les divers symptômes avec précision, et indiquer tous les caractères propres à éviter les erreurs que nous signalons.

Il est bien rare de rencontrer une ostéite épiphysaire, tout à fait à son début, et chez les divers malades que nous avons pu examiner, déjà les lésions remontaient à une époque assez éloignée. Nous croyons cependant avoir assisté une ou deux fois au début même de l'affection ; aussi allons-nous indiquer les symptômes que nous avons alors observés.

Le malade éprouve quelques douleurs et une certaine gêne dans l'exercice de divers mouvements. Si alors on l'examine directement et avec quelque soin, on constate une légère tuméfaction au niveau d'une des extrémités de l'os, qui plus tard sera le siège de lésions beaucoup plus graves et plus évidentes. Cette tuméfaction est d'abord assez limitée ; elle occupe l'extrémité ou une des extrémités épiphysaires de l'os. La pression à ce niveau, et à ce niveau seulement, détermine une douleur variable, tantôt légère, tantôt très intense. Mais à ce moment un examen attentif permet de constater que les mouvements de l'articulation voisine sont absolument libres, qu'ils s'exécutent avec la plus grande facilité, et qu'ils ne s'accompagnent d'aucune espèce de sensation douloureuse.

Tels sont les quelques symptômes que nous avons pu observer tout à fait au début. Mais il est bien rare que le chirurgien soit consulté à cette période initiale.

Cependant, autant qu'on puisse ajouter une certaine confiance aux déclarations de malades que l'on a interrogés avec beaucoup de soin et sans parti pris, il semble que l'affection débute souvent d'une manière analogue ou à peu près analogue à celle que nous venons d'indiquer.

Tantôt, en effet, on apprend que leur mal a débuté par un gonflement limité à une des extrémités osseuses ; tantôt c'est une douleur assez légère et localisée qui les a frappés tout d'abord ; ou bien c'est un peu de gêne dans l'exécution de quelques mouvements qui a attiré leur attention.

Enfin, dans certains cas, les phénomènes initiaux ont été des plus aigus; on a constaté des douleurs vives, lancinantes, un gonflement considérable, en même temps qu'un léger mouvement fébrile. Mais ces cas, qui rappellent par leurs caractères la périostite diffuse des membres, ne sont pas les plus fréquents.

Et le plus habituellement, du moins si nous en jugeons par les faits que nous avons observés, un gonflement léger, une douleur modérée, de la gêne dans quelques mouvements, tels sont les phénomènes initiaux.

Puis, au bout d'un temps variable, la tuméfaction augmente, elle s'étend un peu sur les parties voisines, les douleurs deviennent plus vives, lancinantes même, la peau rougit et on peut constater une fluctuation des plus nettes. Une collection purulente s'est formée, et elle s'ouvre spontanément, ou bien elle est ouverte par le chirurgien.

Mais le malade n'est pas guéri, et l'abcès reste fistuleux.

Par la fistule s'écoule incessamment un pus de qualité variable, tantôt épais, jaunâtre, tantôt séreux et mal lié. Autour de la fistule, le gonflement persiste, il s'étend même bien au delà et finit par envahir toute l'étendue de l'os malade. Quelquefois il est tel, que phalange, métacarpien ou métatarsien sont doublés de volume. Toutefois, et nous insistons particulièrement sur ce point, c'est surtout à l'extrémité par laquelle le mal a débuté que ce gonflement est le plus considérable. C'est là que la douleur est la plus vive. C'est également au niveau de cette extrémité que s'ouvre habituellement la collection purulente. Il arrive cependant que cette ouverture ne siège pas au niveau de cette extrémité même, elle peut occuper la partie moyenne de l'os, et même être située un peu en dedans, ou en dehors dans un espace interosseux, par exemple, s'il s'agit d'un métacarpien ou d'un métatarsien. Il peut aussi exister plusieurs fistules : une de ces fistules correspond alors à l'extrémité épiphysaire de l'os ; l'autre ou les autres occupent des sièges variables et indéterminés sur la diaphyse de l'os.

Quand la maladie dure depuis un certain temps déjà, la tuméfaction et la rougeur s'étendent aux régions voisines ; les bords de la fistule, ou des fistules, sont occupés par des fongosités rougeâtres, saignant avec la plus grande facilité. Ces fongosités s'étendent quelquefois au loin, soit en suivant la gaîne du tendon correspondant, soit en se propageant du côté de l'articulation voisine. Cet envahissement de l'articulation nous a semblé assez rare, mais quand il existe il peut devenir la cause d'erreurs de diagnostic, ou tout au moins il rend assez difficile l'interprétation exacte des faits.

Si l'on vient à explorer la fistule, avec un stylet, ou avec une sonde cannelée (ce qui habituellement est préférable) on arrive après un trajet variable, mais qui en général conduit vers l'extrémité épiphysaire de l'os malade, sur des parties osseuses diversement altérées.

Tantôt l'instrument est arrêté d'emblée par une surface *dure, sonore, résistante* et dénudée dans une étendue plus ou moins grande de la diaphyse osseuse ; tantôt au contraire l'extrémité de cet instrument, après avoir franchi un orifice plus ou moins irrégulier, fait constater la présence d'un séquestre mobile et invaginé. D'autres fois, et ceci est un des signes les plus importants, on éprouve la sensation d'avoir pénétré dans un interstice transversalement situé entre deux surfaces osseuses, séparées l'une de l'autre dans une étendue variable.

Quelquefois même il arrive que la séparation étant complète, le stylet vienne faire saillie sous la peau du côté diamétralement opposé. Cette particularité ne devra guère nous étonner, si nous nous rappelons les lésions inter-épiphysaires, si caractéristiques, signalées à propos de l'anatomie pathologique. En outre, on pourra trouver des mouvements anormaux de latéralité, et, pendant ces mouvements, des bruits, des craquements produits par le frottement des deux surfaces irrégulières l'une contre l'autre. Ces deux derniers caractères sont de la plus grande importance, au point de vue du diagnostic, parce que, lorsqu'ils existent, ils permettent d'affirmer un *décollement épiphysaire*, et par conséquent une *osteite épiphysaire*. Ils ont été cependant plus d'une fois une cause d'erreur, et ont fait croire à des arthrites avancées avec destruction des ligaments et disparition des cartilages articulaires.

Du reste, on n'ignore pas que dans l'ostéite épiphysaire, on puisse rencontrer aussi quelquefois des phénomènes d'une arthrite plus ou moins grave. Tantôt ces phénomènes sont observés aux deux extrémités de l'os malade. Quelquefois ils n'existent qu'à une extrémité, et c'est tantôt l'extrémité épiphysaire qui en est le siège, tantôt au contraire ils se passent dans l'articulation la plus éloignée de l'épiphyse. Mais ces phénomènes d'arthrite, soit qu'ils se présentent à l'état aigu, ou qu'ils se manifestent sous une forme plus ou moins chronique, ces phénomènes ne s'observent que consécutivement à d'autres symptômes primitifs du côté de l'os lui-même. Ils sont secondaires, apparaissent à une époque variée; et, du reste, ils ne réprésentent qu'une complication venant se surajouter aux phénomènes bien plus importants et plus intéressants que l'on observe du côté de la diaphyse, et surtout de la région dia-épiphysaire.

Tels sont les divers symptômes que nous avons obser-

vés sur les quelques malades qui se sont présentés à nous.
Certains sont communs à toute espèce d'inflammation osseuse, quelques-uns même peuvent induire en erreur; tels
sont les symptômes articulaires par exemple. D'autres enfin, ont une importance séméiologique des plus nettes. Ce
sont ces derniers surtout que nous devrons retenir et que
nous allons résumer brièvement :

Dans des cas rares on peut assister au début même de
l'affection. On constate alors un gonflement, une douleur limités à une des extrémités de l'os, à son extrémité
épiphysaire.

Ou bien, et c'est ce qui arrive habituellement, on n'examine le malade qu'à une période déjà avancée de son affection. On observe dans ce cas une tuméfaction diffuse de
toute la région correspondant à l'os malade, mais cette tuméfaction est plus marqué à une des extrémités, et à ce
niveau la douleur est plus vive et plus intense. Si un abcès
s'est formé, il s'ouvre en général dans un point assez voisin de cette extrémité, ou bien il s'ouvre plus loin; mais
si on introduit un stylet par la fistule qui lui fait suite, il
est bien rare que cette fistule ne conduise pas, par un trajet plus ou moins direct vers cette extrémité diversement
altérée. On constate alors, soit une dénudation plus ou
moins étendue, soit un séquestre mobile; ou bien on pénètre entre deux surfaces incomplètement séparées, quelquefois même complètement détachées l'une de l'autre. Enfin
on pourra déterminer des mouvements de latéralité anormaux entre les deux surfaces osseuses séparées, et perce-
voir pendant ces mouvements des bruits de frottement
plus ou moins rudes.

Ce sont là les symptômes importants qu'il nous a été
donné de constater un certain nombre de fois. Malheureu-
sement, ces symptômes ne présentent pas toujours une

semblable netteté ; et telle est sans doute la raison pour laquelle on a dû bien des fois laisser passer inaperçue l'ostéite épiphysaire des os longs de la main et du pied.

MARCHE.

L'ostéite épiphysaire des os longs de la main et du pied, du moins si nous en jugeons par les faits qui nous ont été communiqués par M. Duplay et par ceux que nous avons nous-même observés, peut suivre deux marches assez différentes ; l'une rapide, aiguë ; l'autre, au contraire, assez lente et pour ainsi dire chronique.

Dans certains cas, l'évolution est rapide, s'accompagne d'un certain mouvement fébrile ; la réaction locale est des plus vives, aboutissant rapidement à la formation de pus, et à la production d'altérations graves du côté des os, et des articulations voisines.

Ainsi chez le premier malade observé par M. Duplay, l'affection a suivi cette marche aiguë, et l'inflammation des plus intenses a été rapidement suivie de la formation d'un décollement épiphysaire complet, d'une dénudation totale de l'os, et d'une arthrite purulente des deux extrémités voisines.

Dans l'observation de Gœtz, à laquelle nous avons déjà fait allusion, la marche de l'affection a été à peu près aussi rapide, aussi aiguë. Les phénomènes inflammatoires, d'abord modérés, ont acquis au bout de trois semaines une vive acuité ; on a ouvert un abcès phlegmoneux dans le premier espace intermétatarsien. Puis, au bout de quelques jours, la jeune malade étant venue à succomber à une affection intercurrente, on a pu constater du pus dans l'articulation carpo-métacarpienne. un décollement épiphysaire complet, un épaississement, et un décollement du périoste, enfin des lésions très graves du côté de la diaphyse osseuse.

Cette marche aiguë rappelle tout à fait celle que l'on observe chez les jeunes sujets atteints de *périostite phleg-moneuse diffuse* d'un des grands os du squelette, et l'analogie nous semble complète.

Dans d'autres cas, au contraire, la marche de l'affection présente une acuité beaucoup moindre ; elle est tout à fait subaiguë et même chronique ; l'évolution est lente, la réaction locale d'abord très peu marquée, à tel point que certains malades continuent à se servir de leur main comme de coutume. Ce n'est que lentement et au bout d'un temps assez long que s'établit la suppuration. Celle-ci une fois établie persiste indéfiniment jusqu'à l'élimination d'un séquestre ou jusqu'à l'intervention active du chirurgien.

Cette marche diffère donc beaucoup de la première : c'est peut-être celle que l'on observe le plus souvent. Mais si la marche diffère, les altérations sont les mêmes ou du moins fort analogues. Et, pour nous, l'identité des lésions constitue la question véritablement importante. Du reste, cette marche lente et subaiguë s'observe aussi sur les os longs, tels que le fémur, le tibia, etc.

DIAGNOSTIC.

Nous avons indiqué plus haut les symptômes propres à l'affection qui nous occupe. Nous avons résumé brièvement les caractères principaux qui aideront surtout à la reconnaître. Ces caractères, nous ne les répèterons pas et nous allons essayer maintenant de la différencier aussi nettement que possible de plusieurs maladies qui ont avec elle quelque ressemblance symptomatologique.

Deux affections surtout peuvent être confondues avec l'ostéite épiphysaire. Ce sont d'une part l'arthrite des petites articulations de la main et du pied, et d'autre part cette maladie osseuse, si fréquente chez les jeunes sujets, et qui porte le nom de *spina-ventosa*.

Si, en effet, au point de vue anatomo-pathologique, les deux affections sont des plus distinctes, il faut avouer qu'au point de vue clinique, il y a souvent des apparences trompeuses, et même il exisie des cas des plus embarassants, et où il est de la plus grande difficulté de distinguer ces deux affections l'une de l'autre. Cependant, avec beaucoup d'attention et en tenant compte des données suivantes, on pourra arriver presque toujours, sinon toujours, au diagnostic différentiel.

Et d'abord qu'est-ce que le *spina-ventosa*? Cette dénomination singulière s'appliquait autrefois à un certain nombre d'affections assez distinctes les unes des autres, et ne présentant d'autre analogie entre elles, que de grossiers rapports d'apparence extérieure.

Des tentatives ont été faites dans ces derniers temps, pour simplifier la question, et, en 1877, notre ami le docteur Gœtz de Genève, a, dans une excellente thèse inaugurale, donné du spina-ventosa une description beaucoup plus précise qu'on ne l'avait fait jusqu'alors. Sous ce nom, il a décrit une affection distincte, très fréquente chez les jeunes scrofuleux, et il l'a séparée nettement d'autres affections avec lesquelles on avait l'habitude de les confondre.

Pour lui, le spina-ventosa est une affection caractérisée par les lésions suivantes : « myélite à marche très lente, caractérisée par un état fongueux de la moelle ; ostéite raréfiante secondaire, ayant pour résultat de concourir à *l'agrandissement de la cavité médullaire*, et à la formation des pertes de substances trouvées dans la diaphyse ; enfin périostite consécutive aux deux lésions précédentes, et dont la conséquence peut être la nécrose de l'os affecté » (1).

Or, on le voit, pour Gœtz, le spina-ventosa est une affection tout à fait *diaphysaire* : ce qui la caractérise particulièrement, c'est cette altération médullaire, avec dilatation consécutive du canal central de la moelle et boursoufflure de la diaphyse.

Au contraire, l'affection qui nous occupe est, avant tout, une affection épiphysaire. C'est, en effet, au niveau de la jonction de la diaphyse avec l'épiphyse que siègent les altérations caractéristiques, les autres ne sont que consécutives ; et s'il en est qui rappellent certains des caractères du spina-ventosa, elles sont tout à fait secondaires, et coïncident avec d'autres lésions bien plus importantes de l'épiphyse, ou plutôt de la région dia-épiphysaire. Nous avons, en effet, observé une fois *une dilatation centrale*, du canal médullaire, mais cette altération n'était que secondaire et coïncidait avec des altérations les plus nettes au niveau du cartilage de conjugaison. Donc, au point de vue anatomo-pathologique, il ne peut exister de comparaison possible entre les deux affections. Mais au point de vue clinique, on peut être quelquefois assez embarrassé ; aussi devons-nous nous efforcer de bien préciser tous les caractères qui permettront d'éviter l'erreur.

Le spina-ventosa et l'ostéite épiphysaire sont l'un et l'autre des affections du jeune âge et de l'adolescence. L'un et l'autre s'observent sur des sujets entachés de vice scrofuleux. Mais tandis que la première de ces deux affections se développe toujours sur des sujets porteurs des signes manifestes de la scrofule, l'ostéite épiphysaire, au

____

(1) Edouard Gœtz. Etude du spina-ventosa. Paris, 1877.

contraire, peut se développer et se développe souvent sur de jeunes personnes vigoureuses, et absolument indemnes de toute manifestation strumeuse.

Le spina-ventosa débute par la partie moyenne du corps de l'os. Nous savons au contraire que l'ostéite épiphysaire débute au niveau d'une de ses extrémités, et quand les lésions ont gagné le corps même de l'os, elles sont toujours bien plus manifestes vers cette extrémité. La tuméfaction quelque chose de spécial dans le spina-ventosa. L'os, en effet, est renflé au centre, plus étroit à ses extrémités, d'où résulte une configuration particulière bien connue et presque toujours caractéristique.

Le spina-ventosa évolue sans douleur ; celle-ci existe toujours à des degrés variables dans l'osteite épiphysaire, tantôt légère, tantôt plus ou moins violente.

Quand la suppuration a lieu et que des fistules se sont établies, on observe encore des différences assez tranchées.

Dans les deux cas les fistules siègent souvent sur la face dorsale de l'os. Or nous savons que, dans l'ostéite épiphysaire, l'orifice fistuleux correspond en général à l'extrémité par laquelle le mal a débuté ; et s'il en est plus ou moins éloigné, il est bien rare qu'avec la sonde cannelée on ne rencontre pas un trajet qui conduise vers cette extrémité plus ou moins altérée. Il peut arriver alors qu'on pénétre entre deux surfaces, tantôt incomplètement séparées, tantôt complètement détachées l'une de l'autre.

On ne trouve rien de semblable dans le spina-ventosa. On peut il est vrai, rencontrer avec le stylet un orifice osseux, mais cet orifice n'a pas de siège précis, et peut occuper indifféremment une partie quelconque de la diaphyse. En outre, cet orifice conduit dans une cavité centrale, due à la dilatation du canal médullaire. Mais on n'éprouve pas la sensation d'avoir pénétré entre deux surfaces osseuses séparées, et même complètement détachées l'une de l'autre. Enfin dans l'ostéite épiphysaire on trouve quelquefois des mouvements de latéralité anormaux, des bruits de frottements qu'on ne rencontre jamais dans le spina-ventosa.

Tels sont les différents caractères qui permettront le plus souvent d'arriver à un diagnostic exact.

Cependant nous devons faire remarquer qu'il peut se présenter des cas où la distinction clinique est presque impossible, dès le début du moins, et où il faut attendre assez longtemps pour être fixé d'une manière absolue.

C'est ainsi qu'il y a peu de temps encore, nous nous sommes trouvé en présence d'un fait des plus embarrassants, et dont le diagnostic exact n'a pu être établi qu'après un examen prolongé du malade. Ici nous avions d'abord cru à une ostéite épiphysaire, tandis qu'en réalité, il s'agissait d'un spina-ventosa. Le plus habituellement c'est une erreur inverse que l'on est exposé à commettre. Aussi croyons-nous devoir rapporter cette observation dans tous ses détails (1).

Il s'agit d'un jeune garçon, âgé de 14 ans, du nom de Garnier, et exerçant la profession de lithographe.

Ce jeune homme est entré salle Saint-Augustin, le 6 mai 1879, pour une affection inflammatoire du premier métacarpien gauche, datant de quelques mois déjà. Il est peu développé pour son âge, d'aspect un peu lymphatique, mais n'offrant actuellement aucune manifestation strumeuse bien nette. Il nous raconte que son mal a débuté il y a trois mois par un gonflement limité à l'extrémité inférieure du premier métacarpien gauche.

A son entrée dans la salle, ce métacarpien est en effet le siège d'une tuméfaction assez notable dans toute sa longueur, mais sur-

(1) Observation personnelle.

tout marquée à son extrémité inférieure, qui présentait un renflement très distinct, un peu au-dessus de l'articulation métacarpophalangienne. A ce niveau, la pression déterminait une douleur des plus vives, et à ce niveau seulement.

Bientôt la peau rougit sur la face dorsale, et la rougeur se localisa principalement à l'extrémité douloureuse; enfin on put constater quelques jours après, une fluctuation évidente.

M. Le Dentu jugea alors à propos d'intervenir. On administra du chloroforme ; la bande d'Esmark fut appliquée, et on put avec ce moyen reconnaître avec facilité les différentes particularités qui se présentèrent.

Une incision dorsale de 3 centimètres montra d'abord un petit foyer, formé de quelques gouttes de pus, et surtout d'un bouchon fongueux, faisant issue à travers un orifice de 2 millimètres de diamètre, situé un peu au-dessus de l'interligne articulaire. Le stylet, introduit dans cet orifice, pénétra en suivant une direction longitudinale, dans une cavité, qu'au premier abord on pouvait prendre pour la cavité médullaire de l'os, mais il n'en était rien, et cette cavité représentait une sorte d'espace circulaire, situé entre la diaphyse de l'os parfaitement saine, et un étui extérieur à surface irrégulière, et paraissant dépendre du périoste. Cet étui, qui semblait assez altéré, fut enlevé facilement avec une rugine, et l'on ne se trouva plus en présence que d'un os parfaitement sain.

L'opération terminée, on réunit les téguments par quelques points de suture métallique, et le pansement de Lister fut appliqué...

Tout alla pour le mieux pendant quinze jours, la plaie était complètement cicatrisée, aucune fistule ne persistait; on croyait la guérison assurée. Et le malade quitta l'hôpital pour aller à Vincennes. Il en revient bientôt avec des lésions encore plus graves que la première fois.

L'os avait acquis un volume énorme, au point de paraître le double de celui du côté opposé. Plusieurs fistules, situées sur la face dorsale, laissaient écouler incessamment un pus abondant et un peu séreux. L'une de ces fistules occupait l'extrémité inférieure du premier espace interosseux. En l'explorant avec une sonde cannelée, on arrivait bientôt sur une surface dénudée, puis avec quelques tâtonnements on pouvait pénétrer par un orifice irrégulier dans une vaste cavité creusée au centre même de l'os. Les autres fistules situées sur la face dorsale de l'os conduisaient également sur des parties dénudées.

A ce moment on ne pouvait avoir aucun doute. Il s'agissait évidemment d'un spina-ventosa avec *élargissement considérable* de la cavité médullaire.

Du reste, une résection totale de l'os démontra bientôt qu'il en était ainsi. Mais au début, lorsque nous avons vu le malade pour la première fois, le doute était bien permis, ét même les symptômes étaient tels que l'on devait plutôt pencher vers l'idée d'un spina-ventosa.

Peut-être aurait-on pû éviter cette erreur, en se rappelant que pour le premier métacarpien, l'épiphyse occupe l'extrémité supérieure de cet os.

Mais on n'ignore pas non plus que les os du métacarpe et du métatarse peuvent avoir quelquefois deux épiphyses de telle sorte que l'affection pourra se développer à l'une où l'autre extrémité.

Aussi, si les phenomènes inflammatoires initiaux se montrent à l'extrémité inférieure du premier métacarpien ou à l'extrémité antérieure du premier métatarsien, au lieu d'occuper l'extrémité opposée de ces os, on n'est pas absolument en droit de repousser l'idée d'une ostéite épiphysaire, surtout lorsque les phénomènes observés présentent la plus grande analogie, avec ceux de cette variété d'ostéite. Dans de telles conditions, une certitude absolue n'est pas possible, et on est obligé d'attendre pour affirmer son diagnostic.

Ces difficultés, nous les avons rencontrées dans l'observation assez intéressante citée plus haut. Et ce n'est qu'après un examen minutieux et prolongé que nous avons pu être fixé d'une manière absolue.

Mais nous devons le déclarer, les faits de ce genre nous semblent devoir être rares, et le diagnostic du spina-ventosa et de l'ostéite épiphysaire peut être établi assez facilement et assez rapidement dans la plupart des cas.

L'arthrite, qu'elle soit aiguë ou chronique, peut égalemen être confondue avec l'ostéite épiphysaire. Et de fait, cettet erreur a dû souvent être commise, d'une part parce que l'épiphyse étant assez mince, on l'a pu, à un examen inattentif, considérer comme articulaires les lésions qui siégeaient au niveau de cette épiphyse ; d'autre part, parce que l'arthrite compliquant assez souvent l'ostéite épiphysaire, on a regardé comme primitif et capital ce qui n'était que secondaire et accessoire.

Dans les cas habituels, où l'articulation la plus voisine de l'épiphyse est absolument saine, il suffit seulement de quelque attention pour éviter l'erreur. On constatera, en effet, que les mouvements articulaires sont complètement libres, que la pression au niveau de l'interligne est absolument indolente, et que tous les phénomènes se passent à quelques millimètres plus haut ou plus bas. suivant le siège de l'affection.

Mais il pourra arriver qu'on n'ait pu observer la maladie dès le début, et que celle-ci soit déjà assez avancée, il peut en outre exister un gonflement diffus, s'étendant assez loin des lésions primitives ; les tissus péri-articulaires sont empâtés, envahis même par des fongosités. Si en outre il y a un décollement épiphysaire complet, comme cela s'observe quelquefois et par conséquent possibilité de déterminer des mouvements de latéralité anormaux, on pourra très bien croire à l'existence d'une arthrite avancée. Voici comment on arrivera, croyons-nous, à éviter cette méprise.

Tout d'abord on cherchera à reconnaître le siège exact

de l'interligne articulaire, ce qui est toujours possible, même lorsqu'il existe une tuméfaction considérable, soit en s'aidant des mouvements communiqués, soit en procédant par comparaison avec le côté opposé. On constatera alors que la pression au niveau de l'interligne est peu douloureuse ou, en tous cas, beaucoup moins douloureuse qu'à quelques millimètres plus haut ou plus bas ; on constatera en outre que les mouvements qui se passent au niveau de cet interligne, sont libres, s'exécutent assez faciement, sans douleur bien marquée. S'il existe des mouvements de latéralité et des frottements, on reconnaîtra que ces phénomènes ont leur siège à quelque distance de cette articulation elle-même.

Enfin il pourra exister une *arthrite concomitante*. Ici le diagnostic consistera à rechercher laquelle des deux affections est primitive. On y arrivera assez facilement, croyons-nous, d'une part en tenant compte des renseignements fournis par le malade lui-même, lequel vous renseignera sur le début de son mal ; d'autre part et surtout par la constatation des divers phénomènes que nous avons signalés plus haut et que nous ne répèterons pas.

La carie peut-elle être prise pour une ostéite épiphysaire ? Elle s'observe assez souvent, chez les jeunes sujets, sur les os de la main et du pied. Comme le spina-ventosa, elle est surtout l'apanage des sujets scrofuleux. Elle s'accompagne d'une suppuration abondante, noirâtre, à odeur infecte, contenant souvent de petits fragments osseux. Par l'exploration avec le stylet, on pénètre plus ou moins profondément dans une substance osseuse, comme spongieuse, et on éprouve une sensation de brisure spéciale que l'on ne retrouve que sur les os atteints de carie.

Il arrive quelquefois qu'un os atteint d'ostéite épiphysaire présente en certains points de sa surface les lésions de la carie. Mais en général ces lésions sont assez limitées, du reste, elles ne sont qu'un fait accessoire et, indépendamment de quelques particularités auxquelles elles peuvent donner lieu, on observera surtout d'autres signes bien plus importants résultant de l'ostéite épiphysaire elle-même.

Nous avons fait remarquer dans le cours de ce travail que l'ostéite arrivée à une période avancée était quelquefois compliquée de la présence de quelques fongosités, envahissant les gaînes tendineuses voisines. A un examen superficiel, on pourrait croire à une simple *synovite fongueuse*. Mais il suffira d'un peu d'attention pour trouver au-dessous de ces lésions superficielles d'autres lésions plus importantes du côté de l'os. Le diagnostic différentiel sera surtout facilement établi, si la synovite siège à la face dorsale de la main, par exemple. Cependant s'il s'agit d'une synovite chronique, de certaines gaînes limitées, comme celles des fléchisseurs de l'index, du médius et de l'annulaire, à la main, on pourra peut-être éprouver quelques embarras au premier abord. Toutefois la gêne et la douleur qui accompagneront les mouvements des tendons, s'il s'agit d'une synovite fongueuse, l'aspect spécial de la tuméfaction, dessinant absolument la forme de la gaîne, permettront assez facilement d'éviter la confusion. Du reste, les caractères de ces synovites se rapprochent plutôt de ceux de certains spino-ventosa, invétérés et fongueux, avec tendance à l'envahissement de gaînes voisines. Et ce ne sera que dans des cas exceptionnels que l'on aura à distinguer l'ostéite épiphysaire des phalanges d'avec la synovite fongueuse des gaînes correspondantes.

Enfin, nous ne pouvons terminer cette étude du diagnostic, sans dire quelques mots du *panaris*. Mais il y a une distinction à établir. En effet, s'agit-il d'un panaris superficiel, l'erreur, si elle peut être commise au début, ne sera pas de longue durée, car une fois l'incision pratiquée, l'exploration avec un stylet permettra facilement de constater si on se trouve en présence d'une affection superficielle, ou au contraire d'une affection profonde. Mais s'agit-il de ce que l'on a désigné sous le nom de *panaris profond, panaris osseux*, la distinction consistera à rechercher à quelle variété d'ostéite de la phalange on aura affaire. Autrement dit, le diagnostic différentiel consistera à distinguer l'*ostéite épiphysaire* de la phalange des différentes variétés d'ostéite qui peuvent siéger sur cette phalange. Cette distinction a déjà été faite, nous n'y reviendrons donc pas.

IV.

PRONOSTIC ET TRAITEMENT.

Pronostic. — Ce pronostic est variable. L'inflammation peut être modérée et circonscrite, il n'y a qu'une dénudation partielle, et la guérison survient assez facilement après l'extraction d'un petit séquestre ou son élimination spontanée.

Mais cette inflammation peut aussi être plus violente; il y a une dénudation totale de l'os; quelquefois une arthrite purulente. Le pronostic est alors beaucoup plus grave et la guérison ne peut avoir lieu qu'au prix d'une résection complète de l'os ou même d'une amputation partielle d'un doigt dans l'interligne articulaire situé immédiatement au-dessus de la lésion.

Toutefois ce pronostic nous semble moins grave, d'une manière générale, que celui du spina-ventosa, car, si dans certains cas cette affection peut guérir, pour ainsi dire, par les seules forces de la nature, il en est d'autres où elle présente une résistance des plus rebelles au traitement le mieux entendu. Certains spina-ventosa ont, en effet, une tendance exagérée à la production de fongosités, et dans certaines circonstances, non seulement une résection complète ne les fait pas disparaître, mais elles se reproduisent même plus haut avec une désespérante ténacité. On n'a rien à craindre de semblable dans l'ostéite épiphysaire. Les fongosités, quand elles existent, disparaissent complètement après l'ablation de l'os malade, et nous ne les avons jamais vu se reproduire.

Traitement. — Nous ne nous étendrons guère sur la question du traitement, ses indications ne présentant rien de spécial pour la maladie qui nous occupe. Il est toutefois quelques particularités que nous croyons devoir rappeler brièvement.

Au début du mal, on immobilisera la partie, ou tout au moins on la maintiendra avec une palette, ou mieux encore avec une attelle plâtrée légère et bien confectionnée. En même temps on recouvrira la région malade avec des cataplasmes ou quelque autre topique émollient ou résolutif.

Dès qu'une collection purulente sera formée, on devra immédiatement l'ouvrir et même inciser largement, si les phénomènes inflammatoires sont intenses, et ont quelque tendance à l'envahissement des régions voisines. Puis les parties seront soigneusement lavées avec une solution de chloral ou une solution phéniquée au 1/100.

Au bout d'un temps variable, on devra procéder à l'extraction des séquestres.

Quelquefois, il sera nécessaire de faire une résection totale de l'os malade. Mais on devra autant que possible garder tout entier l'étui périostique ; autrement dit, pratiquer une résection sous-périostée.

S'il existe un décollement complet de l'épiphyse, on en profitera pour enlever le reste de l'os sans intéresser l'articulation voisine. On pourra au besoin compléter le décollement, ce qui sera toujours assez facile, car le plus souvent, si la séparation épiphysaire est imparfaite, les liens qui réunissent encore la diaphyse à l'épiphyse son des plus fragiles et un léger coup de ciseaux ou de bistouri enviendra facilement à bout. Nous avons vu, en deux circonstances analogues, M. Duplay profiter de ce décollement épiphysaire pour enlever une grande portion d'os malade, sans toucher aucunement à l'articulation correspondante.

La résection sous-périostée convient surtout dans les cas d'ostéite épiphysaire des métacarpiens ou des métatarsiens. Mais s'il s'agit d'une phalange, on est quelquefois obligé de pratiquer une désarticulation dans l'interligne articulaire le plus voisin.

OBSERVATIONS

OBSERVATION III.

Observation détachée d'un mémoire de M. Duplay, sur la résection précoce, dans le traitement de la périostite phlegmoneuse diffuse.

Le nommé Martin (Albert), âgé de 16 ans, entre dans mon service de l'hôpital Saint-Antoine, le 4 janvier 1875, pour un petit abcès de la face dorsale du médius droit, au niveau de l'articulation de la phalange avec la phalangine. Cet abcès, ouvert au moment de l'entrée, serait survenu sans cause appréciable. On n'y prit d'abord pas garde, et on le considéra comme un petit abcès sous-cutané. Cependant, deux jours après l'entrée, un examen plus attentif permit de constater des frottements dans l'articulation phalango-phalanginienne, qui présentait de plus des mouvements anormaux de latéralité. L'existence d'une arthrite purulente ne pouvait être mise en doute, quoique son origine restât encore inexplicable.

Le doigt fut immédiatement immobilisé sur une planchette.

Quatre jours après, le malade, qui se levait toute la journée et aidait à frotter le parquet des salles, fut pris de douleur et de gonflement au niveau de la malléole interne gauche. . . . .

. . . .

Séance tenante, on pratique la désarticulation du médius droit, dans l'interligne phalango-phalanginien, et l'on constate : 1° une périostite phlegmoneuse avec *dénudation complète de la phalangine* ; 2° *un décollement complet* de l'épiphyse supérieure de cette phalangine ; 3° une *arthrite purulente* des articulations phalango-phalanginienne et phalangino-phalangettienne.

Cette observation nous offre un remarquable exemple d'une double périostite phlegmoneuse diffuse, siégeant sur le même sujet. En ce qui nous concerne, elle est surtout très intéressante, parce qu'elle représente un type parfait très démonstratif de l'affection que nous étudions.

OBSERVATION IV.

Ostéopériostite du premier métacarpien gauche avec abcès symptomatique, prise pour un spina-ventosa. Autopsie.

(Observation empruntée à la thèse de Gœtz) (1)

Le 21 avril, Eulalie Marcheti, âgée de 25 mois, est présentée à là consultation de Sainte-Eugénie. Son père et sa mère sont bien portants ; ils ont eu sept enfants, dont quatre garçons pleins de santé, et trois filles qui sont scrofuleuses à des degrés plus ou moins prononcés.

L'enfant qu'on nous présente porté des stigmates uombreux de la diathèse : impétigo du cuir chevelu, adénites sous maxiliaires : conjonctivite et blépharite ciliaire rebelles ; cicatrice d'abcès froid à la jambe gauche.

Le début de l'affection actuelle remonte à trois semaines environ ; la tumeur a acquis progressivement le volume relativement énorme qu'elle présente aujourd'hui. Il n'y a pas eu de douleurs vives, si ce n'est dans ces derniers jours, où elle a pris les caractères d'un abcès chaud. En effet, toute la région de la face dorsale de la main gauche correspondant à l'espace triangulaire qui sépare le premier du second métacarpien, ainsi que la région thénar à la ace palmaire, sont occupées par une tumeur arrondie, molle, fluctuante, assez nettement limitée, et de la grosseur d'un œuf de poule. A ce moment, la peau est lisse, rouge, tendue. La palpation est douloureuse et donne la sensation d'une fluctuation manifeste.

Le pouce a conservé son aspect normal : la rougeur et le gonflement s'arrêtent très nettement à sa racine. La présence de cet appendice absolument sain, d'une coloration normale, qui surmonte la tumeur inflammatoire que nous avons décrite, lui donne un as-

(1) Gœtz. Etude sur le spina-ventosa, p. 96.

Cottin.   4

pect tout spécial. Les mouvements de l'articulation carpo-méta-carpienne ont gardé toute leur liberté et toute leur étendue.

Nous pratiquons, séance tenante, une incision de 2 centimètres environ sur la face dorsale et au centre de la tumeur, au niveau de la partie moyenne de l'espace métacarpien. Une cuillerée de pus s'en échappe : ce liquide a tous les caractères du pus d'un abcès chaud ; il est d'un jaune verdâtre, bien lié, nullement odorant. Un stylet introduit dans l'ouverture conduit jusque sur le premier mé-tacarpien, qui n'est dénudé que sur une étendue de 1 centimètre environ au niveau de sa face antérieure. L'os, qui n'était pas ac-cessible à la palpation à cause de la présence de l'abcès, est trouvé, après son ouverture, très tuméfié et très dur dans toute son éten-due. — Cataplasmes.

Le 25. Même état. Du pus s'écoule toujours par l'incision ; il est phlegmoneux et mélangé à un peu de sang. Le gonflement paraît avoir diminué. La douleur est moindre.

10 mai. Dans les premiers jours du mois de mai, l'enfant a con-tracté dans la salle une rougeole qui, après avoir paru bénigne, se complique aujourd'hui d'une gangrène étendue de la vulve et de l'anus. — Cautérisation au fer rouge.

Le 15. L'enfant est très affaiblie ; elle est en proie à une fièvre intense. Les parties gangrénées sont le siège d'un écoulement sa-nieux fétide. Etat stationnaire de l'affection primitive.

Le 17. L'enfant meurt dans la soirée.

Autopsie, trente-six heures après la mort.

Le pouce est enlevé en entier, et l'on constate les lésions sui-vantes :

Les muscles de l'éminence thénar sont infiltrés, jaunâtres. L'ar-ticulation carpo-métacarpienne est en partie détruite, pleine de pus. L'épiphyse du premier métacarpien est décollée.

Le périoste est considérablement épaissi, et se laisse très faci-lement décoller sur toute la longueur de la diaphyse de l'os ; il a pris un aspect fongueux, surtout à la face interne. Entre l'os et lui on trouve une notable quantité de pus.

Le premier métacarpien est à nu dans toute son étendue ; l'os est d'un blanc mat, et à sa surface on constate à l'œil nu les orifi-ces considérablement dilatés des canaux de Havers, dont il est comme criblé. Fendu suivant sa longueur, l'os est trouvé très fria-ble. La cavité médullaire paraît augmentée ; les lames de tissu compact qui la circonscrivent sont d'une telle minceur qu'elles sont translucides.

La moelle a complètement disparu ; le canal médullaire est traversé par quelques travées osseuses très amincies. A l'extrémité inférieure de ce canal, on trouve quelques gouttelettes de pus jaunâtre et épais.

Le métacarpien se détache avec la plus grande facilité de son cartilage diarthrodial inférieur, qui, du reste, paraît sain. L'articulation métacarpo-phalangienne est intacte, et la première phalange du pouce ne présente aucune lésion.

Infiltration générale de granulations tuberculeuses en voie de ramollissement dans les deux poumons.

Foie énorme, jaunâtre, manifestement graisseux.

Réflexions. — Ce fait qui avait d'abord été considéré comme un exemple de spina-ventosa, et sur le diagnostic duquel on a été obligé de revenir après l'examen anatomique, constitue pour nous un exemple absolument probant d'ostéite épiphysaire aiguë. Car aucune des lésions qui caractérisent essentiellement cette variété d'ostéite n'y fait défaut. Décollement du périoste ; dénudation de toute la diaphyse ; décollement de l'épiphyse ; arthrite purulente ; telles sont en effet les altérations qu'on y a rencontrées.

OBSERVATION V.

Ostéite épiphysaire de la première phalange du pouce droit.

(Observation due à l'obligeance de M. Duplay.)

Le nommé Havé (Charles), âgé de 18 ans, dessinateur, entre dans le service de M. Duplay, le 23 janvier 1878, pour une affection du pouce droit, remontant à peu près à neuf mois.

A cette époque, il fait une chute dans un escalier, et le lendemain, sans qu'il sache exactement comment a porté le pouce droit, il remarque que celui-ci a augmenté de volume ; mais il n'existe pas beaucoup de douleur à ce moment même. Celle-ci n'apparait

guère que deux mois après le gonflement; un mois plus tard s'ou-
vrait sur le côté externe du pouce un abcès, qui depuis est resté
fistuleux.

Etat actuel. 23 janvier. Gonflement à la première phalange du
pouce, et l'occupant tout entière. Les deux articulations correspondantes sont absolument libres. Les mouvements volontaires
sont gênés, mais il n'existe pas de douleurs pendant les mouvements provoqués de l'une ou l'autre de ces articulations.

En introduisant un stylet à travers la fistule on tombe sur un
os dénudé dans la plus grande partie de son étendue.

3 février. Une opération est jugée nécessaire.

Incision sur le bord externe de la première phalange du pouce.
Par cette incision, on arrive sur un point de l'os où il existe une
séparation à peu près complète entre la diaphyse et l'épiphyse supérieure, qui *est exactement conservée*, et dont la surface articulaire est sans altération.

Au niveau de *cette séparation*, que l'on complète pendant l'extraction de la phalange, il existe des fongosités osseuses qui se
prolongent dans presque toute l'étendue du corps de la phalange.
L'extrémité inférieure est intacte.

L'opération terminée par l'extraction de toute la diaphyse, on ne
fait pas de réunion; un pansement simple est appliqué.

19 janvier. Le malade quitte l'hôpital complètement guéri.

OBSERVATION VI (personnelle).

Ostéite épiphysaire du troisième métacarpien gauche. Résection
sous-périostée. Guérison parfaite.

Vandame (Emile), âgé de 11 ans, est entré le 4 octobre 1878 dans
le service de M. Duplay, à l'hôpital Saint-Louis.

Bonne santé antérieure.

Aucune manifestation strumeuse appréciable.

Il y a cinq mois environ, apparition d'une petite grosseur sur la
face dorsale de la main gauche au niveau du troisième métacarpien et à *sa partie inférieure*. Cette grosseur s'est développée, pa-
raît-il, sans douleur, sans rougeur, sans trop de gêne dans les mouvements des doigts et de la main, et sans fièvre aucune.

Quelque temps après, ce jeune garçon serait allé à la consultation de l'hôpital Sainte-Eugénie. Là on a incisé la tumeur, et un petit drain a été passé à ses deux extrémités. On avait préalablement exploré le trajet de l'incision avec un stylet ; mais l'enfant ne sait nous dire si à cette époque on a constaté une dénudation osseuse.

Après l'incision et le drainage, on a immobilisé la main à l'aide d'une planchette, et ordonné l'application de cataplasmes sur la région malade.

Il y a environ un mois, le jeune malade est venu à la consultation de l'hôpital Saint-Louis : voici ce qu'on a constaté.

Deux fistules sur la face dorsale de la main gauche, correspondant au troisième métacarpien, l'une au niveau de son extrémité inférieure, l'autre à 2 centimètres au-dessus. Ces fistules laissent suinter abondamment un pus séreux, et autour on observe un empâtement considérable et une rougeur diffuse.

·L'introduction d'un stylet par la fistule inférieure ne fait constater que de simples fongosités ; mais en pénétrant dans le second espace interosseux par la fistule inférieure on tombe sur une surface osseuse dénudée, correspondant à l'extrémité inférieure du troisième métacarpien.

L'âge du malade, la marche de l'affection, le *siége* de la dénudation à l'extrémité inférieure ou *épiphysaire* de l'os nous font penser immédiatement à une ostéite épiphysaire subaiguë du troisième métacarpien.

Le second os du métacarpe est aussi augmenté de volume, mais les lésions de ce côté paraissent très peu accentuées, et on réserve le diagnostic.

Attelle plâtrée maintenant les doigts, la main, et remontant jusqu'au milieu de l'avant-bras. Les parties malades sont recouvertes de cataplasmes.

Toutefois, aucune amélioration ne se manifestant, la suppuration continuant toujours, la tuméfaction augmentant sur le dos de la main et envahissant toute la région qui se recouvre de fongosités, M. Duplay se décide à faire la résection du troisième métacarpien.

Le 4 octobre. Chloroforme, application de la bande d'Esmark.

Incision verticale correspondant à la face dorsale de l'os.

Par cette incision, on arrive sur l'os à travers des tissus fongueux et infiltrés de pus. On constate non seulement sa dénudation,

mais *un décollement épiphysaire complet* à son extrémité inférieure.

*Aussi à ce niveau peut-on détacher l'os sans atteindre aucunement
l'articulation correspondante.*

A la partie supérieure, cet os est sectionné avec une pince de
Liston. Toute cette résection a été pratiquée, en tâchant de con-
server le plus possible de l'étui périostique.

Les parties malades enlevées, on applique un drain, dont une
des extrémités traverse l'espace interosseux par une fistule palmaire formée quelques jours avant l'opération. La main a été main-
tenue à l'aide d'une palette, et la plaie pansée avec une solution
de chloral à 1/50.

Ce pansement a dû être interrompu pendant deux jours, à cause
d'un abondant suintement occasionné par des bourgeons charnus
exubérants.

Le drain a pu être enlevé au bout de cinq à six jours. A ce moment, la plaie dorsale est comblée par des bourgeons charnus de la
meilleure apparence. De plus, le deuxième métacarpien, dont on
avait aussi constaté la tuméfaction, a sensiblement diminué de volume.

La palette est enlevée, et on commence à faire exécuter des
mouvements aux différentes articulations de la main et des doigts.

1er novembre. Le malade quitte le service avec une cicatrisation
complète.

16 novembre. L'extrémité inférieure de l'espace interosseux est
occupée par une production osseuse qui remonte à plus de 2 centimètres au-dessus de l'articulation métacarpo-phalangienne.

Les mouvements du doigt correspondant sont presque revenus à
leur état normal.

Examen de la partie réséquée. — Elle est longue de 3 centimètres et se compose de deux parties : l'une centrale, ayant la forme
du métacarpien, et l'autre périphérique, rugueuse et irrégulière à
sa surface externe. Cette dernière partie peut être détachée assez
facilement de la partie centrale, sur laquelle elle est moulée, et
qu'elle enveloppe comme d'un étui.

La partie centrale n'est autre que l'os métacarpien nécrosé, et
représentant un séquestre invaginé dans un nouvel os, constitué
par cette sorte d'étui extérieur à surface rugueuse et irrégulière.

L'extrémité supérieure du séquestre est purulente ; l'extrémité inférieure est également recouverte de pus : c'est cette extrémité qu'on a pu détacher facilement de l'épiphyse, par suite d'un décollement complet au niveau du cartilage dia-épiphysaire.

Cette observation est intéressante à plus d'un titre. D'abord comme les précédentes, elle constitue un exemple parfait d'ostéite épiphysaire. En outre elle est encore remarquable par l'heureuse terminaison qui a suivi l'opération. Cette opération a été rendue très simple par le fait du décollement complet de l'épiphyse; ses suites ont été des plus favorables. En effet l'inflammation, qui tendait à envahir le deuxième métacarpien, a complètement rétrocédé; de plus il s'est fait une reproduction osseuse assez considérable, que nous avons pu constater nettement, lorsque le jeune malade est revenu nous voir. Enfin, ce jeune garçon peut actuellement se servir de sa main comme par le passé.

OBSERVATION VII.

(Communiquée par M. Duplay).

Ostéite épiphysaire de l'extrémité inférieure du deuxième
métacarpien droit.

Tournaire, (Alfred), âgé de 19 ans, ébéniste, entre, le 26 février 1876, dans le service de M. Duplay, à l'hôpital Saint-Louis.

Il y a trois mois, sans cause bien appréciable, ce jeune homme a vu survenir un gonflement douloureux au niveau de l'extrémité inférieure du deuxième métacarpien droit Trois semaines environ après, il se fait une ouverture spontanée, qui depuis est restée fistuleuse.

Le 28 février, voici ce que nous constatons.

Gonflement assez considérable, remontant à trois travers de doigt au-dessus de l'articulation métacarpo-phalangienne. Par la fistule, on arrive sur un os dénudé, en se portant un peu obliquement en bas. Les mouvements de l'articulation correspondante sont exagérés, et avec le stylet on trouve que cette articulation est ouverte, et que l'on pénètre entre deux surfaces articulaires altérées.

Gouttière plâtrée maintenant toute la main.

Sirop de fer, quinquina, huile de foie de morue.

25 mars. Tout est dans le même état, et on constate une nécrose totale de la tête du deuxième métacarpien et même une dénudation du premier.

30 mars. Une opération est jugée nécessaire.

Chloroforme. Incision, sur le côté externe de l'articulation, de 4 à 5 centimètres, se prolongeant sur la première phalange. On constate alors, contrairement *à ce qu'on avait pensé*, que l'articulation métacarpo-phalangienne est absolument *saine*; les lésions portent exclusivement sur la tête du deuxième métacarpien, qui est creusée d'une excavation profonde, dans laquelle on trouve un séquestre mobile, qu'on enlève.

L'extrémité correspondante de la première phalange est laissée absolument intacte.

16 avril. *Pansement ouaté.*—On retire l'appareil ouaté. Réunion par première intention. Peu de reproduction osseuse.

Le malade quitte le service le 18 avril.

Cette observation se rapporte à un des premiers cas observés par M. Duplay, alors que son attention était encore peu fixée sur la possibilité d'une ostéite épiphysaire. Ici on avait cru à une arthrite avancée avec destruction des ligaments et des cartilages, tandis qu'en réalité il s'agissait d'un décollement épiphysaire, comme l'opération n'a pas tardé à le démontrer.

OBSERVATION VIII (personnelle).

Ostéite épiphysaire subaiguë du quatrième métacarpien gauche.

Le nommé Lepoultier (Jules), âgé de 7 ans, entre le 22 octobre 1878, dans le service de M. Duplay, à l'hôpital Saint-Louis.

On ne découvre chez ce jeune enfant, aucune manifestation scrofuleuse dans les premières années.

Pas de croûtes, aucun écoulement par les oreilles, le nez, etc.; pas d'intumescences ganglionnaires.

Il y a deux ans, il a présenté un état fébrile, qui a duré dix-sept jours. Cet état n'a laissé aucune trace à sa suite.

Il y a dix-sept mois une petite grosseur est apparue sur le dos de la main gauche au niveau de la partie moyenne du quatrième métacarpien.

Cette grosseur, qui avait le volume d'une petite noix, est devenue rouge et douloureuse. Tout autour la face dorsale de la main était tuméfiée; une incision a été pratiquée par une sage-femme quatre mois environ après le début du mal. Il s'est écoulé environ deux cuillerées de pus par cette incision. Depuis cette époque, la suppuration a continué assez abondante.

L'enfant est venu à la consultation de médecine de l'hôpital Saint-Louis, il y a environ six semaines. On a conseillé des injections de teinture d'iode à travers la fistule et des badigeonnages sur les parties tuméfiées.

22 octobre. Aujourd'hui, on constate l'état suivant : sur la face dorsale de la main gauche, au niveau du quatrième espace interosseux et à sa partie moyenne existe un orifice fistuleux, assez étroit, entouré d'une zone rouge, violacée, de la largeur d'une pièce de vingt sous.

Par cet orifice s'écoule un liquide citrin presque transparent. Cet orifice ainsi que les téguments qui correspondent à la zone rouge adhèrent aux parties profondes, c'est-à-dire à l'os métacarpien. Tout autour, les parties sont saines, et c'est à peine si le gonflement dépasse un peu les limites de la fistule.

La pression sur le métacarpien est absolument indolente, et il n'existe pas non plus de douleurs spontanées.

En explorant la fistule avec un stylet, on tombe directement sur la face dorsale du métacarpien qui, à ce niveau, est complètement *dénudé*, et qui rend le son sec de la nécrose. Cette dénudation, de deux centimètres d'étendue environ, occupe surtout la *partie inférieure* de l'os et ne remonte pas au-dessus de la partie moyenne.

L'articulation métacarpo-phalangienne correspondante est absolument intacte; aucune douleur dans ses mouvements ni à la pression.

Du côté de la face palmaire de l'os malade, on n'observe rien de particulier.

Le 24. L'enfant est chloroformé. M. Duplay pratique sur le dos de la main une incision verticale de 3 centimètres d'étendue.

Cette incision corrspond au quatrième métacarpien. On tombe immédiatement sur le point nécrosé et avec une pince ordinaire on enlève facilement un petit séquestre long de 1 centimètre et demi, et épais de 3 ou 4 milllimètres. Le séquestre est arrondi et appartient à la partie de l'os qui se trouve situé immédiatemcnt au-dessous de sa portion moyenne.

L'incision permet de constater que tout le reste est sain.

Le pansement habituel est appliqué, c'est-à-dire : tarlatane imprégnée de la solution de chloral au 1/50°. gutta-percha laminée, petite couche d'ouate ; et le tout maintenu par une bande sur une palette en bois.

Le 26. On défait le premier pansement. On enlève le drain, la plaie étant réunie dans sa partie inférieure. La partie supérieure, au contraire, est un peu écartée, et il s'écoule par cette partie une petite quantité de pus. Continuation du pansement avec la solution de chloral.

Le 23. Il y a un peu de gonflement autour de la plaie qui suppure beaucoup au fond

Application de cataplasme.

Le 31. Le gonflement et la rougeur inflammatoire ayant disparu à peu près, on renouvelle le pansement avec la tarlatane chloralée.

12 novembre. La cicatrisation est parfaite.

Cette observation, quoique moins complètement démonstrative au point de vue anatomo-pathologique que la précédente, doit cependant être aussi considérée comme une observation d'ostéite épiphysaire ; car cette ostéite s'est développée, chez *un jeune sujet*, absolument indemne de toute manifestation strumeuse. Les phénomènes inflammatoires ont d'abord apparu à *l'extrémité inférieure ou épiphysaire* de l'os ; enfin la fistule qui a succédé à l'ouverture de l'abcès conduisait sur une partie dénudée, occupant cette extrémité inférieure, à quelques millimètres au-dessus de l'articulation correspondante, complètement saine.

OBSERVATION IX (personnelle).

Ostéo-périostite diffuse du premier métatarsien droit. Abcès
intra-osseux. Résection sous-périostée. Guérison.

Coran (Gustave), âgé de 16 ans, confiseur, entre le 24 juin 1879
dans le service de M. Duplay, à l'hôpital Lariboisière, salle Saint-
Ferdinand, n° 2.

Aspect un peu lymphatique.

Cicatrices au niveau de l'angle de la mâchoire à droite.

Il y a quatre ans, abcès froids sur la face postérieure du bras
gauche. Il est envoyé à Berk, et en sort guéri en 1878.

A part ces abcès, la santé générale aurait toujours été excellente.

Parents très bien portants.

La profession de ce jeune homme le force à marcher beaucoup,
à faire de longues et fatigantes courses.

Il y a deux mois environ, il éprouve quelques douleurs au niveau de l'extrémité antérieure du premier métatarsien droit.

La chaussure le gêne beaucoup.

Et bientôt il remarque une tuméfaction notable au niveau de
cette extrémité antérieure.

Il y a six semaines, il cesse de faire des courses, mais continue
à rester longtemps debout.

Huit jours avant d'entrer à l'hôpital il est obligé de se coucher
à cause des vives douleurs éprouvées au niveau de l'extrémité antérieure de l'os.

La nuit ces douleurs sont aussi très vives, lancinantes, et em-
pêchent le sommeil.

Etat actuel du 14 juillet. — Tuméfaction énorme de tout le premier métarsien droit ; cette tuméfaction est surtout marquée à son
extrémité antérieure qui a presque doublé de volume.

De plus, la face dorsale de la région métatarsienne antérieure
est occupée par une collection liquide, purulente, qui contribue
encore à augmenter le volume des parties. Cette collection siége
surtout à la face dorsale de l'extrémité antérieure du premier os
du métatarse.

La région articulaire est aussi légèrement tuméfiée, mais cette
tuméfaction est très accessoire. Les mouvements articulaires sont

absolument libres, s'exécutent sans douleur; on ne constate pas non plus de frottement ni de mouvements anormaux de latéralité. Au niveau de l'interligne articulaire, la pression ne détermine qu'une douleur insignifiante, mais un peu en arrière de cet interligne cette pression fait pousser des cris au malade.

Quelques jours après, la collection purulente est incisée et l'extrémité antérieure du métatarsien est reconnue dénudée dans une assez grande étendue.

5 août. La suppuration persiste, assez abondante Il n'y a aucune amélioration. L'articulation métatarso-phalangienne est le siège de quelques douleurs soit à la pression, soit pendant les mouvements; M. Duplay se décide alors à intervenir. Il pratique une résection sous-périostée de presque tout le métatarsien.

Examen anatomique. — Cet examen permet de constater :

1° Décollement total du périoste et dénudation complète de l'os tout entier.

2° La surface extérieure de cet os est un peu irrégulière, grenue, d'une coloration rouge intense.

3° Une coupe verticale pratiquée sur le milieu de l'os tout entier montre, d'abord, une assez grande friabilité de la diaphyse ; de plus, une coloration rouge intense de la substance osseuse, coloration analogue à celle de la surface extérieure ; en outre, des aréoles élargis et gorgés d'une substance molle, rougeâtre, lie de vin. Enfin, un véritable abcès dont la description doit être faite avec soin.

Cet abcès siège à un centimètre et demi environ de l'extrémité articulaire antérieure du métatarsien. Il est représenté par une cavité irrégulièrement ovoïde, à grande axe antéro-postérieur, du volume d'une noisette, à parois anfractueuses, et renfermant un pus jaunâtre, assez épais et non grumeleux. Du côté de la face dorsale de l'os, cette cavité est limitée par une paroi mince et fragile, formée par un tissu osseux, présentant les lésions de l'ostéite raréfiante. Du côté de la face plantaire, cette paroi est, au contraire, un peu plus épaisse, et constituée également par un tissu d'ostéite raréfiante.

En arrière de cet abcès, la moelle est rouge, infiltrée de sang et d'une substance molle rougeâtre lie de vin.

En avant, le tissu spongieux est raréfié jusqu'au niveau du cartilage articulaire. Ce cartilage se laisse assez facilement décoller de l'épiphyse correspondante. Il paraît un peu aminci. Mais sa surface articulaire proprement dite n'est pas très altérée, elle est lisse et régulière.

Quant au cartilage de la première phalange, il est absolument sain.

Cependant la synoviale est un peu altérée, elle est le siège d'une vascularisation anormale très manifeste. De plus, quelques fongosités partant de sa surface interne s'avancent dans l'intérieur de l'articulation.

Mais, en somme, ces lésions articulaires sont évidemment consécutives aux altérations très complexes observées sur le premier métatarsien.

En résumé, ce fait peut être considéré comme une *ostéo-périostite diffuse* du premier métatarsien *caractérisee par un décollement total du périoste*, une *dénudation complète de l'os*, une myélite très accentuée, enfin par *un abcès circonscrit de la diaphyse* sur les limites de sa jonction avec l'épiphyse antérieure.

OBSERVATION X.

(Observation de M. le professeur Trélat).

(Extraite des Bulletins de la Société de chirurgie, séance du 7 mai 1879).

« Une jeune dame, mère de famille, vint me prier un soir, en insistant beaucoup, de me rendre à Versailles, près de sa petite fille gravement atteinte à la main. J'y étais à minuit et je constate un phlegmon considérable suraigu de la main, à évolution rapide. Je fais venir l'enfant à Paris et, le lendemain matin, je m'éfforçai inutilement de trouver une cause à ce phlegmon. L'enfant n'avait eu ni piqûre, ni contusion, rien en un mot, qui pût expliquer ces accidents. Elle fut endormie et je dus pratiquer deux incisions, l'une dorsale, l'autre palmaire. Je ne fus pas peu surpris alors de trouver un métercapien dénudé dans les trois quarts de son étendue ; les phénomènes s'arrêtèrent, et il y a quinze jours j'ai saisi et extrait une partie des fragments du métacarpien dénudé.

« C'est là, à n'en pas douter un cas rare d'ostéomyélite suraiguë qui a eu son évolution spontanée, et qui s'est terminé par la guérison. »

Quoique ce fait ne puisse se rapprocher rigoureusement, au point de vue anatomo-pathologique, de ceux que nous avons cités plus haut, nous n'hésitons pas cependant à le considérer comme un exemple, et même très démonstratif, de l'affection que nous étudions, car la maladie s'est développée sur un jeune sujet, elle a suivi une marche suraiguë, qui bientôt a été suivie d'une large dénudation osseuse. En un mot ce fait rentre absolument dans la première forme que nous avons admise, la forme aiguë et à marche rapide.

VI.

CONCLUSIONS.

1° Au point de vue anatomo-pathologique, il existe pour les os longs de la main et du pied une variété d'ostéite, analogue à celle que l'on a décrite sur les grands os des membres sous les noms divers de *périostite phlegmoneuse diffuse, d'ostéomyélite, d'ostéite épiphysaire*, etc.

2° Cette ostéite peut se présenter sous deux formes principales: une forme *aiguë*, rappelant par sa marche et l'ensemble de ses caractères la périostite phlegmoneuse diffuse des os longs des membres; une forme *subaiguë* à marche plus lente, tout à fait comparable aussi à certaines ostéites épiphysaires subaiguës des adolescents.

3° Au point de vue clinique, cette variété d'ostéite doit être distinguée avec soin de certaines affections inflammatoires, soit superficielles, soit profondes, qui siègent si fréquemment sur les os longs de la main et du pied chez les jeunes sujets.

EXPLICATION DES FIGURES

FIGURE I. — Décollement total de l'épiphyse consécutif à une ostéite
épiphysaire aiguë.

> A. Epiphyse.
> B. Diaphyse.

FIGURE II. — Ostéite épiphysaire subaiguë.

> A. Fistule cutanée.
> B. Cartilage épiphysaire altéré et fongueux.
> C. Fongosités médullaires se continuant avec celles
> de la ligne épiphysaire.

G. PARENT, imprimeur de la Faculté de Médecine, rue Mr-le-Prince, 31.

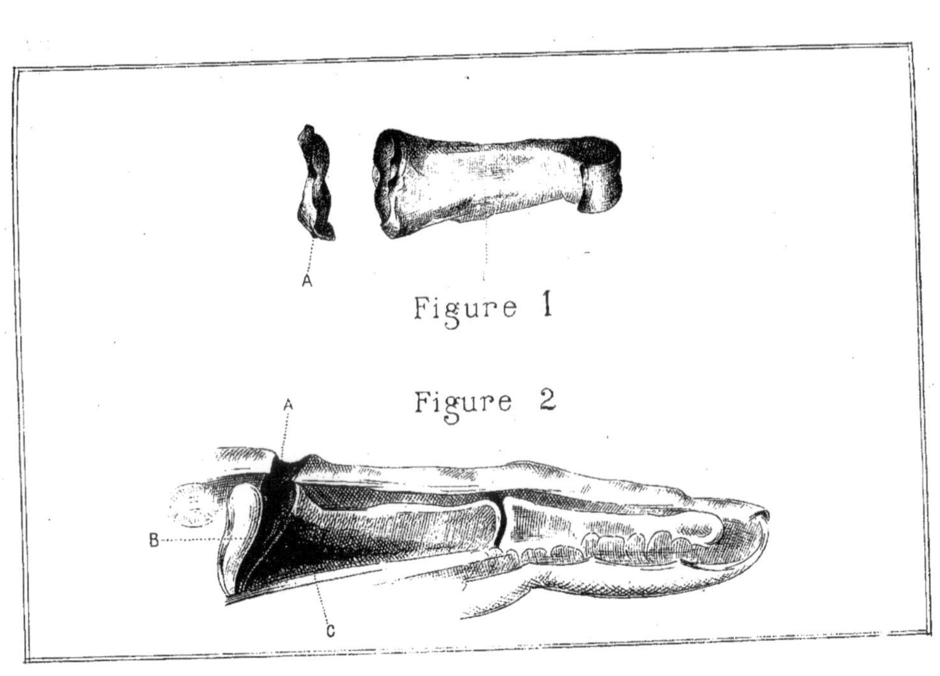

A
Figure 1
Figure 2
A
B
C